Ricostruisci e prospera

vol. 2

SEMPLICI ESERCIZI DI EQUILIBRIO PER RITROVARE STABILITÀ E PREVENIRE LE CADUTE

Per gli anziani over 60

DR. HAMRICK NELSON

Disclaimer

Gli esercizi e le informazioni presentate in questo libro sono progettati per promuovere la salute, la stabilità e il benessere, in particolare per gli anziani. Tuttavia, è importante ricordare che il corpo di ognuno è diverso e ciò che funziona bene per una persona potrebbe non essere adatto per un'altra. Prima di iniziare qualsiasi nuovo programma di esercizi, soprattutto se hai condizioni mediche o dubbi preesistenti, consulta il tuo medico o operatore sanitario per assicurarti che queste routine siano sicure per te.

Sebbene sia stato fatto ogni sforzo per garantire che gli esercizi siano facili da seguire e sicuri, la tua salute e sicurezza sono la nostra massima priorità. È importante ascoltare il tuo corpo: se avverti disagio o dolore durante l'esecuzione di un esercizio, fermati immediatamente e chiedi consiglio a un operatore sanitario. Questo libro vuole essere una guida utile, ma non deve sostituire la consulenza medica professionale.

Il dottor Hamrick Nelson e il team si impegnano per il tuo benessere e ti incoraggiano ad affrontare questi esercizi con cura, pazienza e comprensione dei bisogni del tuo corpo. L'obiettivo è aiutarti a vivere una vita più sana e attiva, un passo alla volta.

Sommario

SULL'AUTORE..6

INTRODUZIONE.. 8

CAPITOLO 1: RICONOSCERE IL VALORE DELL'EQUILIBRIO PER GLI ANZIANI...14

L'importanza dell'equilibrio nella vita quotidiana degli anziani   17

Il rischio di cadere   20

Come migliorare l'equilibrio può migliorare la stabilità, la postura e la sicurezza di sé   28

CAPITOLO 2: PREPARARSI PER LE ATTIVITÀ DI BALANCE........ 36

Consigli di sicurezza e cose a cui pensare   36

Preparazione dello spazio e attrezzature necessarie   44

CAPITOLO 3: METODI DI RESPIRAZIONE PER FAVORIRE STABILITÀ ED EQUILIBRIO..50

Panoramica sulla respirazione per l'equilibrio   50

Respirazione diaframmatica (pancia)   54

Respirazione a scatola per concentrazione e calma   58

Coordinazione del respiro e del movimento   63

Rilassamento guidato per il recupero dopo l'attività fisica   69

CAPITOLO 4: ESERCIZI SEMPLICI DI EQUILIBRIO PER SENIOR..74

Livello principiante   74

Livello intermedio   83

Livello avanzato   91

CAPITOLO 5: STABILIRE UN PROGRAMMA DI SALDO PERSONALIZZATO E MONITORARE I RISULTATI......................100

Come creare un calendario settimanale equilibrato   100

Motivazione a persistere per guadagni a lungo termine   107

CONCLUSIONE.. 112

SULL'AUTORE

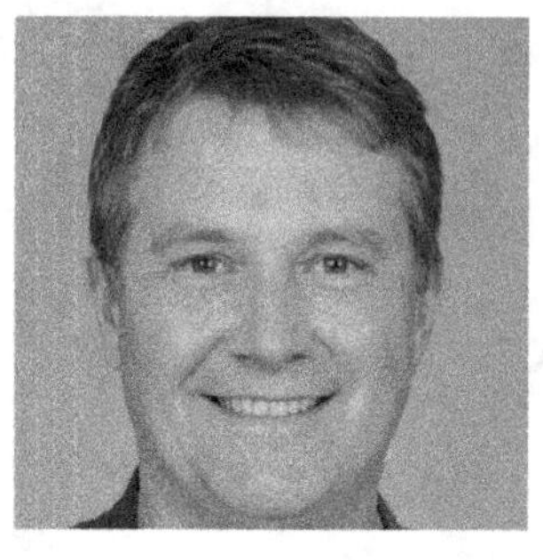 **Dottor Hamrick Nelson** è un voce leader nel campo del fitness e del benessere, con una profonda passione nell'aiutare le persone di tutte le età a vivere una vita più sana e attiva. Con oltre due decenni di esperienza nel settore della salute e del fitness, il dottor Nelson ha dedicato la sua carriera alla promozione di routine di esercizi accessibili per le persone in ogni fase della vita. Il suo approccio affonda le sue radici nella convinzione che il movimento sia per tutti, indipendentemente dall'età o dalle limitazioni fisiche.

Anche se il suo lavoro abbraccia un'ampia gamma di discipline del fitness, egli si concentra in particolare sul supporto degli anziani, in particolare quelli sopra i 60 anni. Attraverso la sua vasta ricerca e la sua esperienza pratica, comprende le sfide uniche affrontate dagli anziani e ha creato la sua missione è aiutarli a mantenere la loro indipendenza, forza e vitalità. Combina la conoscenza pratica con la compassione, creando programmi di fitness su misura che danno priorità alla sicurezza e ai benefici per la salute a lungo termine.

Con una laurea specialistica in terapia fisica e scienze motorie, il dottor Nelson ha lavorato con innumerevoli persone per migliorare la loro mobilità, flessibilità e benessere generale. I suoi libri, workshop e conferenze riflettono il suo impegno nell'aiutare le persone di tutte le età, giovani o anziane, a mantenersi in forma, sentirsi forti e vivere la vita al massimo.

Il suo programma offre un percorso accessibile e di supporto verso una salute migliore, consentendo agli anziani di continuare a prosperare anche nei loro anni d'oro.

.

INTRODUZIONE

Arriva un momento nella vita per molti di noi in cui iniziamo a notare cambiamenti che non ci saremmo mai aspettati. Il modo in cui ci muoviamo, come ci sentiamo su un terreno irregolare e persino la nostra sicurezza mentre svolgiamo la nostra routine quotidiana: tutti questi piccoli cambiamenti sono collegati a un fattore critico: l'equilibrio. Mantenere l'equilibrio non è solo fisico; è un fondamento necessario che ci permette di vivere liberamente, senza la costante paura di inciampare o cadere.

Ricordo spesso un paziente che una volta avevo chiamato Orville, un uomo vivace sulla settantina che si era ritirato dopo decenni di lavoro come fotografo di paesaggi. Orville aveva trascorso la vita viaggiando per le montagne, esplorando sentieri e fotografando la natura da pericolosi punti di osservazione. Nonostante la sua resistenza fisica e agilità, l'età ha portato cambiamenti inaspettati.

La prima volta che ho visto Orville, è arrivato nella nostra clinica zoppicando leggermente e con un evidente senso di frustrazione. Afferma, quasi con sconfitta, che il suo equilibrio non è più quello di una volta. Ha descritto come è inciampato su una macchia di foglie umide sul suo prato ed è atterrato violentemente su un fianco. Affermò di essere stato umiliato, non dalla caduta in sé, ma da ciò che significava. "Non mi sono mai preoccupato di cose del genere", ha detto, leggermente sorpreso.

L'esperienza di Orville è stata un momento di svolta, un campanello d'allarme che lo ha motivato a cercare soluzioni. Gli ha anche fatto riflettere se l'equilibrio fosse qualcosa su cui poteva lavorare attivamente piuttosto che accettare come una perdita naturale con l'età. Voleva sentirsi di nuovo stabile e sicuro, come se potesse contare sul suo corpo per sostenerlo nello stesso modo in cui aveva fatto per tutti quegli anni sulla via.

La sua esperienza è tutt'altro che insolita, ma è incredibilmente significativa. Per ogni Orville, innumerevoli altri rimangono stupiti dai piccoli cambiamenti avvenuti nei loro corpi nel corso del tempo. Sebbene l'invecchiamento possa causare alcuni cambiamenti fisici inevitabili, possiamo comunque preservare stabilità e forza. La strada verso un migliore equilibrio può essere estremamente gratificante, sia fisicamente che emotivamente. Ci permette di rivendicare il nostro senso di controllo e libertà.

Questo volume è stato scritto pensando a queste esatte situazioni e promette che, come Orville, anche tu potresti cambiare il tuo percorso verso un migliore equilibrio, stabilità e fiducia. Questo libro ti guiderà attraverso esercizi e routine passo dopo passo, aiutandoti a riconquistare ciò che potresti sentire stia scivolando via: la fiducia in ogni passo che fai, la facilità di alzarti da una sedia o anche la semplice gioia di muoverti senza esitazione.

Questo è più di un semplice libro di esercizi; è una guida per comprendere la complessa interazione tra equilibrio, postura e meccanica naturale del corpo. Nella mia esperienza come operatore sanitario, ho visto in prima persona come esercizi mirati di equilibrio abbiano aiutato persone di tutte le età, in particolare gli anziani che si sentono come se combattessero continuamente una guerra con il proprio corpo. Gli allenamenti e le strategie qui presentati sono pensati per essere accessibili e adattabili, utili a qualsiasi lettore, indipendentemente dal livello di abilità attuale o dalla precedente esperienza di fitness.

Gran parte della struttura di questo libro è intesa per un avanzamento graduale. Non ti verrà chiesto di passare immediatamente agli esercizi avanzati, il che è intenzionale. Proprio come Orville è passato con sicurezza dai semplici esercizi seduti agli equilibri in piedi, sarai incoraggiato a lavorare al tuo ritmo, concentrandoti prima sui fondamentali e poi progredendo verso movimenti più difficili. Non c'è fretta o scadenza. Questo libro è pensato per celebrare il tuo percorso rispettando la velocità che ritieni migliore per te.

In questo libro esamineremo le tre componenti principali dell'equilibrio: *stabilità, forza e consapevolezza,* e come utilizzarli in modo sicuro e sostenibile. Ogni segmento è costruito attorno a questi principi poiché servono come base per tutti gli esercizi, i movimenti e le progressioni che vedrai nei capitoli seguenti.

Orville, ad esempio, aveva una solida base di forza della parte inferiore del corpo derivante da anni di fotografia all'aperto, ma col tempo ha sviluppato alcune asimmetrie. I suoi flessori dell'anca si erano irrigiditi a causa dei lunghi viaggi in luoghi fotografici remoti e le sue caviglie avevano perso mobilità dopo anni di arrampicata con attrezzature pesanti. Ha bisogno di allività particolari che attacchino questi squilibri in modo lento e sicuro, piuttosto che un semplice "esercizio". Ha dovuto reimparare alcune pratiche essenziali, come la respirazione consapevole, gli attenti spostamenti del peso e basare i suoi movimenti sulla consapevolezza, invece di fare affidamento esclusivamente sulle sue abitudini precedenti.

Man mano che avanzi in questo libro, vedrai che ogni esercizio gioca un ruolo specializzato e ogni tecnica ha uno scopo unico nel promuovere l'equilibrio. L'obiettivo è sviluppare il corpo in modo olistico coinvolgendo anche la mente, rendendo ogni movimento un esercizio di presenza e consapevolezza. Questo metodo ti aiuterà a riconnetterti con il tuo corpo in modi inaspettati, oltre ad acquisire sicurezza man mano che ti senti più a tuo agio con ogni passo e posizione.

Man mano che procedi attraverso queste attività, sicuramente affronterai ostacoli e un crescente senso di empowerment, proprio come fece Orville. In ogni capitolo sarai incoraggiato a valutare i tuoi progressi, a comprendere le esigenze del tuo corpo e ad apportare le modifiche che ti sembrano appropriate.

Gli allenamenti sono progettati per soddisfare vari livelli di abilità. Partendo dai movimenti più basilari, esamineremo gli esercizi di respirazione fondamentali che promuovono l'equilibrio e il rilassamento, quindi continueremo con le routine adatte ai livelli principianti, intermedi e avanzati. Imparerai come attivare i muscoli centrali, aumentare la forza della parte inferiore del corpo e persino lavorare sui tempi di risposta, tutti componenti importanti per migliorare l'equilibrio e la stabilità.

Questo libro parla fondamentalmente di vivere con libertà e sicurezza, non solo di esercizi di equilibrio. Questo libro cerca di aiutarti a ritrovare un senso di indipendenza e fiducia nel tuo corpo, proprio come fece Orville. Con costanza, vedrai che questi esercizi possono cambiare non solo il modo in cui ti senti fisicamente, ma anche il modo in cui vedi te stesso e le possibilità per il tuo futuro.

Ogni passo che fai in questo libro è progettato per avvicinarti a quel senso di relax e sicurezza. Che si tratti di evitare cadute, aumentare la forza o semplicemente sentirsi più connessi a ogni azione, il viaggio che ti aspetta consiste nel riconquistare la tua fiducia. Quindi, quando inizi il primo capitolo, renditi conto che non sei solo in questo viaggio. Migliaia di persone hanno iniziato dove ti trovi adesso e, con ogni pagina che giri, getterai le basi per una vita di successo.

Facciamo insieme il primo passo. Il percorso verso un maggiore equilibrio, stabilità e un futuro più luminoso inizia qui.

CAPITOLO 1: RICONOSCERE IL VALORE DELL'EQUILIBRIO PER GLI ANZIANI

Componente vitale della salute fisica, l'equilibrio viene spesso trascurato fino a quando non inizia a peggiorare. Per gli anziani che desiderano mantenere la propria indipendenza, autostima e qualità generale della vita, l'equilibrio è fondamentale. È necessario svolgere le attività quotidiane, prevenire le cadute e garantire una mobilità stabile. L'equilibrio delle persone si deteriorerà gradualmente con l'avanzare dell'età, ma non è necessariamente così; preservare e migliorare l'equilibrio può migliorare significativamente il benessere.

La capacità del corpo di mantenersi fermo quando si muove o resta fermo è nota come equilibrio. Una complessa interazione tra cervello, muscoli, articolazioni e sistemi sensoriali, inclusi l'orecchio interno e la vista, mantiene questo equilibrio. Per mantenere la stabilità durante il movimento, i muscoli di una persona lavorano in tandem con questi input sensoriali. *Il corpo utilizza tre sistemi principali per mantenersi in equilibrio:*

1. *Il sistema visivo:* Inviando informazioni spaziali al cervello, i nostri occhi aiutano nell'auto-orientamento. Ciò include la posizione di oggetti, persone ed edifici nel nostro ambiente immediato, che fungono da indicatori di movimento, profondità e distanza.

2. *L'orecchio interno:* Contiene il sistema vestibolare, che controlla il movimento e l'equilibrio degli occhi. Ci aiuta a mantenere la stabilità durante i movimenti rilevando anche i più piccoli cambiamenti nella posizione della testa.

3. *Propriocezione:* Questo è indicato anche come *"sesto senso,"* ci permette di percepire come i nostri arti e le nostre articolazioni si muovono e si posizionano. Senza guardare, puoi utilizzare questa tecnica per determinare la posizione di ciascuna parte del corpo rispetto alle altre.

Tutti e tre i sistemi devono cooperare armoniosamente affinché l'equilibrio sia efficace. I sistemi delle persone si alterano naturalmente con l'età, rendendo più difficile rimanere in equilibrio. Tra i fattori che portano a problemi di equilibrio negli anziani ci sono l'indebolimento dei muscoli, la diminuzione della flessibilità articolare e il rallentamento delle reazioni cerebrali.

Man mano che le persone invecchiano, sperimentano diversi cambiamenti fisiologici che possono influire sulla loro capacità di equilibrio. Affrontare e risolvere i problemi inizia con la loro comprensione.

- Debolezza dei muscoli e delle ossa: la sarcopenia è la perdita di massa muscolare correlata all'invecchiamento. L'osteoporosi, che riduce la forza e la stabilità, può essere causata anche da una diminuzione della densità ossea. La capacità del corpo di mantenere l'equilibrio è ostacolata da muscoli e ossa deboli, in particolare quando si reagisce a bruschi cambiamenti di direzione o postura.

- Ridotta flessibilità e rigidità articolare: man mano che le persone invecchiano, possono sperimentare rigidità articolare, che in genere è causata dall'artrite o dalla normale usura. L'ampiezza del movimento e la flessibilità, entrambe necessarie per rapidi aggiustamenti al fine di preservare l'equilibrio, sono limitate dalla rigidità.

- Riflessi e tempi di reazione più lenti: man mano che invecchiamo, i nostri riflessi e i nostri tempi di reazione diminuiscono, il che rende più difficile reagire a possibili cadute. Ad esempio, potrebbe essere più difficile avanzare rapidamente un piede quando si inciampa, il che aumenta il rischio di cadere.

- Declino delle funzioni sensoriali: la vista delle persone tende a diminuire con l'età, il che influisce sulla loro capacità di equilibrio visivo. Inoltre, il sistema vestibolare potrebbe diventare meno sensibile, il che influenzerebbe il modo in cui il corpo percepisce il movimento e l'orientamento spaziale. Il corpo ha difficoltà a elaborare le informazioni ambientali e a reagire correttamente quando le funzioni sensoriali sono compromesse.

L'importanza dell'equilibrio nella vita quotidiana degli anziani

La perdita di equilibrio influisce direttamente sull'indipendenza e sul funzionamento quotidiano. Le persone anziane che sono equilibrate possono camminare, piegarsi, girarsi, allungarsi ed eseguire altri compiti importanti senza paura. Ecco alcuni modi in cui l'equilibrio influisce su aspetti significativi della vita quotidiana e perché mantenerlo è fondamentale:

1. **Camminata e mobilità:** Avere un buon equilibrio è essenziale per camminare in modo sicuro e costante. Senza di esso, potrebbe essere pericoloso camminare su superfici irregolari come erba o marciapiedi. Gli anziani che hanno difficoltà con l'equilibrio possono evitare aree o tipi di

terreno particolari, il che limita la loro indipendenza e le opportunità sociali.

2. **Prevenzione delle cadute e degli infortuni:** In calo la prima causa di ricoveri e infortuni tra gli anziani. Le cadute dovute a uno scarso equilibrio aumentano il rischio di fratture, contusioni e menomazioni permanenti. Secondo il CDC, un migliore equilibrio può aiutare a ridurre le cadute, che colpiscono ogni anno una persona su quattro sopra i 65 anni.

3. **Fiducia nelle attività quotidiane:** La fiducia si deteriora quando l'equilibrio viene sconvolto. Potrebbe essere difficile alzarsi da una posizione seduta, salire le scale o anche solo raggiungere oggetti su uno scaffale alto. Molti anziani sperimentano la paura di cadere, che può indurli a evitare attività e, in ultima analisi, a comportare una ridotta qualità della vita.

4. **Preservare la libertà:** La libertà è un aspetto significativo della vita per molti anziani. Cucinare, fare la spesa e le faccende domestiche richiedono tutte una certa stabilità e sicurezza fisica. Gli anziani con un buon equilibrio possono svolgere questi compiti da soli, mantenendo il loro senso di indipendenza e riducendo la necessità di assistenza da parte del caregiver.

5. **Salute articolare e postura:** La postura e l'equilibrio sono correlati. Spesso una cattiva postura è il risultato di uno scarso equilibrio, che può affaticare ulteriormente articolazioni e muscoli. Ciò può eventualmente portare a disturbi al ginocchio, all'anca e alla schiena, che impediranno la funzione quotidiana e la mobilità. Mantenere il corretto allineamento e la salute delle articolazioni attraverso un buon equilibrio riduce l'usura del corpo.

Migliorare l'equilibrio ha benefici che si estendono oltre il mondo fisico. Gli esercizi che coinvolgono l'equilibrio, in particolare quelli eseguiti in gruppo, hanno effetti sociali ed emotivi positivi. Dopo aver preso parte a programmi di fitness che enfatizzano l'equilibrio, molti anziani affermano di sentirsi più felici, più connessi e più coinvolti. Esercizi di bilanciamento regolari possono anche migliorare il benessere mentale:

Una maggiore fiducia in se stessi derivante da una migliore stabilità fisica può ridurre l'ansia e la depressione. Gli anziani che credono di essere fisicamente capaci hanno meno probabilità di sentirsi depressi e maggiori probabilità di partecipare ad attività sociali.

È stato dimostrato che l'esercizio fisico, in particolare gli esercizi di equilibrio, migliora la funzione cognitiva negli anziani. Le attività propriocettive e che richiedono coordinazione stimolano il cervello, forse arrestando il declino cognitivo.

Una componente essenziale di un invecchiamento sano è il mantenimento dell'equilibrio. Colpisce molte azioni quotidiane, compreso camminare e raggiungere, ed è fondamentale per preservare la propria indipendenza e il proprio tenore di vita. Gli anziani che lavorano attivamente per migliorare il proprio equilibrio e comprenderne l'importanza possono aumentare la mobilità, ridurre il rischio di cadute e sentirsi più sicuri nelle attività quotidiane. Gli esercizi di equilibrio aiutano gli anziani a vivere pienamente, comodamente e con tranquillità, oltre a prevenire le cadute.

Il rischio di cadere

Uno dei problemi più diffusi e pericolosi per gli anziani sono le cadute, che spesso portano a lesioni, al declino della capacità fisica e alla perdita di indipendenza. La stabilità e l'equilibrio possono essere influenzati dai cambiamenti nella densità ossea, nella flessibilità articolare e nella forza muscolare di una persona con l'avanzare dell'età. La probabilità di cadere è ulteriormente aumentata da problemi di salute, rischi ambientali e reazioni avverse ai farmaci. In questa sezione verranno esaminati i problemi comuni che devono affrontare gli anziani e il modo in cui aumentano il rischio di cadute. Il primo passo per creare strategie preventive di successo è comprendere queste barriere.

1. Perdita di forza e debolezza muscolare

Man mano che le persone invecchiano, perdono naturalmente massa muscolare e forza, una condizione nota come sarcopenia. Questa perdita inizia negli anni quaranta e prende velocità dopo i sessant'anni. Affinché le ossa e le articolazioni siano mobili, stabili e sostenute, sono necessari i muscoli. Anche le attività di base come stare in piedi, camminare e chinarsi diventano più impegnative man mano che la forza muscolare diminuisce. Le persone anziane con muscoli deboli hanno maggiori probabilità di cadere perché non riescono a ripristinare rapidamente la postura se perdono l'equilibrio.

Oltre alla sarcopenia, la riduzione dell'attività fisica aggrava la debolezza muscolare. A causa di problemi di salute, dolore o mancanza di motivazione, molti anziani praticano meno attività fisica, il che contribuisce a una maggiore perdita muscolare. Ciò crea un circolo vizioso in cui i muscoli più deboli portano a problemi di mobilità, che limitano il potenziale di allenamento e accelerano la perdita di forza.

2. Aumento della fragilità e diminuzione della densità ossea

Gli anziani, soprattutto le donne, sono soggetti all'osteoporosi e alla ridotta densità ossea. Con l'avanzare dell'età, elementi come il calcio che danno forza alle ossa vanno perduti. Di conseguenza, le ossa diventano più fragili, porose e soggette a frantumi. Oltre ad avere un rischio maggiore di cadute, i soggetti affetti da osteoporosi sono anche più soggetti a fratture, soprattutto quelle del polso, dell'anca e della colonna vertebrale.

Anche una piccola caduta potrebbe causare lesioni gravi a causa della diminuzione della densità e della forza ossea. Ad esempio, le fratture dell'anca sono particolarmente sconvolgenti perché di solito comportano lunghi tempi di recupero e una ridotta qualità della vita. Man mano che le loro condizioni fisiche peggiorano, gli anziani possono sperimentare il timore di cadere, che limita ulteriormente la loro mobilità e, purtroppo, aumenta il rischio di cadere.

3. Diminuzione della rigidità e flessibilità articolare

Una gamma ridotta di movimento, rigidità e disagio possono derivare da cambiamenti legati all'età nella salute delle articolazioni, come l'artrite. Per l'equilibrio, la coordinazione e il movimento fluido, le articolazioni devono essere flessibili. Ad esempio, sebbene la mobilità del ginocchio e dell'anca sia necessaria per attività come alzarsi da una posizione seduta o salire le scale, la flessibilità della caviglia è essenziale per mantenere l'equilibrio quando si cammina su un terreno irregolare.

Questi movimenti possono essere impegnativi a causa delle articolazioni rigide o doloranti, il che aumenta la possibilità di inciampare, scivolare e commettere errori. Inoltre, alcuni anziani potrebbero evitare particolari posizioni o azioni per paura del dolore, che limita gradualmente la loro libertà di movimento. Questa mobilità ridotta è un fattore importante nelle cadute e nei problemi di equilibrio.

4. Cambiamenti nella vista e nella percezione della profondità

La vista è fondamentale per l'equilibrio perché consente agli esseri umani di vedere l'ambiente circostante e misurare con precisione le distanze. La capacità delle persone di percepire la profondità, la visione periferica e la chiarezza generale si deteriorano con l'età. Condizioni che possono compromettere in modo significativo la vista, come la cataratta, il glaucoma, la degenerazione maculare e la retinopatia diabetica, sono più comuni negli anziani.

Le persone anziane hanno difficoltà a superare gli ostacoli o a misurare con precisione l'altezza dei gradini quando la loro percezione della profondità si deteriora. Potrebbe essere difficile individuare pericoli come terreno irregolare o oggetti sul pavimento se hai problemi di vista periferica. Per gli anziani con problemi di vista, la scarsa illuminazione può aumentare il rischio di cadute, soprattutto di notte, quando potrebbero dover alzarsi per andare in bagno o spostarsi in casa.

5. Effetti collaterali dei farmaci

Per il trattamento di condizioni croniche come l'ipertensione, il diabete, l'artrite e le malattie cardiache, molti anziani necessitano di numerosi farmaci. Vertigini, sonnolenza e disorientamento sono effetti collaterali di alcuni farmaci o combinazioni di farmaci che influenzano l'equilibrio e la coordinazione.

Alcuni farmaci, specialmente quelli usati per trattare il dolore o la pressione sanguigna, possono farti sentire stordimento o vertigini quando ti alzi da una posizione seduta. Le persone anziane possono perdere l'equilibrio a causa dell'ipotensione ortostatica, un improvviso calo della pressione sanguigna. Gli anziani che fanno uso frequente di farmaci sono più inclini ad avere interazioni farmacologiche negative. I rischi possono essere ridotti gestendo adeguatamente questi farmaci e consultando i professionisti medici.

6. Coordinazione ed equilibrio si deteriorano

Per rimanere in equilibrio, i sistemi vestibolare (orecchio interno), propriocettivo (posizione del corpo) e oculare cooperano. Questi meccanismi diventano meno efficaci con l'età, il che causa problemi di equilibrio e coordinazione. Ad esempio, gli anziani spesso hanno difficoltà a mantenere la stabilità a causa del sistema vestibolare, che fornisce informazioni sulla posizione e sul movimento della testa, e la sua funzionalità diminuisce.

Inoltre, man mano che le persone invecchiano, la loro propriocezione, ovvero la consapevolezza del corpo della propria posizione nello spazio, diminuisce. Camminare su un terreno irregolare, salire le scale e semplicemente mantenere l'equilibrio stando in piedi può essere difficile per le persone con scarsa propriocezione. Gli anziani potrebbero essere più inclini a inciampare o perdere l'equilibrio se la loro capacità di percepire la posizione del proprio corpo è compromessa.

7. Problemi di salute e malattie a lungo termine

Il rischio di cadute è notevolmente aumentato da condizioni croniche come il diabete, il morbo di Parkinson, le malattie cardiovascolari e l'artrite. La rigidità articolare e il disagio causato dall'artrite rendono la mobilità più difficile. La neuropatia periferica, una condizione in cui i nervi delle gambe e dei piedi perdono sensibilità, può essere causata dal diabete. Ciò può aumentare il rischio di caduta rendendo più difficile sentire il pavimento e identificare con precisione il movimento.

Difficoltà a camminare e tremori potrebbero essere sintomi del morbo di Parkinson, un disturbo che colpisce il movimento e la coordinazione. Vertigini o debolezza possono essere un sintomo di problemi cardiovascolari che colpiscono il cuore e la circolazione, in particolare quando si sta in piedi o si fa esercizio. Poiché le malattie croniche possono influenzare la funzione fisica e interagire tra loro in modi diversi, gli anziani che ne soffrono corrono spesso un rischio maggiore.

8. Tempo di reazione ridotto e deterioramento cognitivo

Alterazioni cognitive come la demenza o il deterioramento cognitivo lieve (MCI) potrebbero rendere più difficile per una persona valutare accuratamente le situazioni e reagire rapidamente. Potrebbe essere difficile per gli anziani riprendersi da scivoloni o movimenti inaspettati perché potrebbero avere scarse capacità decisionali o tempi di reazione più brevi. Il pericolo di caduta aumenta quando le persone con difficoltà di memoria trascurano di utilizzare ausili per la mobilità come deambulatori o bastoni.

La confusione o il disorientamento possono anche derivare da una disabilità cognitiva, soprattutto in situazioni strane. A causa della loro incapacità di anticipare o affrontare adeguatamente i pericoli ambientali, gli anziani con queste disabilità possono correre un rischio maggiore di cadute.

9. Configurazione della casa e rischi ambientali

Le cadute sono spesso causate da rischi ambientali domestici, come pavimenti affollati, tappeti allentati e illuminazione inadeguata. Le cucine e i bagni sono particolarmente pericolosi a causa dei pavimenti scivolosi. Tappetini antiscivolo, corrimano nei bagni e illuminazione adeguata nei corridoi e nelle scale sono esempi di caratteristiche essenziali che potrebbero essere assenti nelle case che non sono costruite pensando alla sicurezza degli anziani.

Le persone anziane che vivono sole corrono un pericolo significativamente più elevato poiché non possono ricevere assistenza per muoversi in sicurezza nelle loro case. Cambiare l'ambiente, eliminare i pericoli e assicurarsi che i dispositivi di assistenza siano accessibili e utilizzati quando necessario fanno tutti parte della prevenzione delle cadute.

Gli anziani affrontano diversi problemi correlati alle cadute. Una complessa rete di fattori di rischio è creata dal declino della forza muscolare, della flessibilità, della vista e dell'equilibrio, nonché da condizioni mediche, farmaci, declino cognitivo e rischi ambientali. D'altro canto, cambiando il proprio stile di vita, diventando più consapevoli ed eseguendo esercizi di equilibrio specifici, gli anziani possono aumentare la propria forza, stabilità e sicurezza. La buona notizia è che molte strategie di prevenzione delle cadute, come il miglioramento dell'equilibrio e della forza e la modifica dell'ambiente circostante, hanno molto successo nel ridurre il rischio di cadute e nel migliorare la qualità della vita.

Come migliorare l'equilibrio può migliorare la stabilità, la postura e la sicurezza di sé

Per gli anziani, l'equilibrio è essenziale perché influisce notevolmente sulla postura, sulla fiducia e sulla stabilità generale, tutte cose che migliorano la qualità della vita. Con l'avanzare dell'età, molti anziani perdono l'equilibrio, il che compromette la loro stabilità fisica e la loro capacità di svolgere le attività quotidiane in modo sicuro e indipendente. Oltre a ridurre il rischio di cadute, migliorare il senso di equilibrio comporta importanti benefici psicologici e fisici. Dai un'occhiata più da vicino a come il miglioramento dell'equilibrio migliora la stabilità, la postura e la sicurezza.

1. Acquisire fiducia in se stessi attraverso un migliore equilibrio

A causa del loro equilibrio ridotto, molti anziani si sentono ansiosi e a disagio, soprattutto quando si tratta di mobilità e del rischio di cadute. La loro qualità di vita potrebbe eventualmente risentirne a causa di questa paura, che potrebbe portare a una mobilità limitata o all'evitamento di determinate attività. Gli anziani che si impegnano in attività che migliorano il proprio equilibrio potrebbero recuperare il controllo sui propri movimenti e acquisire maggiore fiducia nelle proprie capacità fisiche.

- Aumentare l'autosufficienza nelle attività fisiche: le persone anziane con un migliore equilibrio sono più indipendenti e possono camminare più facilmente senza aver bisogno dell'assistenza degli altri. Un equilibrio stabile e controllato rende più facile e gestibile camminare, salire le scale e persino svolgere le attività domestiche quotidiane. Questa maggiore libertà favorisce un forte senso di indipendenza, che aumenta anche la fiducia in se stessi e promuove uno stile di vita attivo.

- Ridurre l'ansia associata alle cadute: una delle preoccupazioni più diffuse tra gli anziani è la paura di cadere, che spesso si traduce in un ciclo di inattività che compromette ulteriormente la forza e l'equilibrio. Esercizi di equilibrio regolari aiutano gli anziani a diventare più resilienti e a ridurre la paura di cadere. Gli esercizi per l'equilibrio educano il corpo a reagire rapidamente e ad adattarsi a superfici irregolari o cambiamenti bruschi di movimento, il che può ridurre il rischio di cadute e favorire un senso di sicurezza. Dato che gli anziani si sentono più sicuri nelle loro attività e routine quotidiane, questo beneficio psicologico può essere altrettanto importante di quelli fisici.

- Promuovere l'interazione sociale: un maggiore impegno sociale può anche derivare da una migliore stabilità ed equilibrio. Gli anziani che si sentono bene con le proprie capacità fisiche hanno maggiori probabilità di partecipare a eventi sociali, riunioni familiari e attività di gruppo. L'interazione sociale favorisce un ambiente che supporta uno stile di vita attivo e coinvolto ed è fondamentale per la salute mentale. Pertanto, avere fiducia nella propria capacità di equilibrio va oltre i movimenti fisici per migliorare il benessere sociale e combattere i sentimenti di solitudine o isolamento comuni tra gli anziani.

2. Migliorare la postura con esercizi di equilibrio

Mantenere il corretto allineamento del corpo riduce lo sforzo su muscoli, legamenti e articolazioni e ciò richiede una buona postura. Le persone anziane hanno spesso una postura scorretta a causa di muscoli indeboliti, mobilità ridotta e comportamenti radicati. Rafforzando i muscoli centrali, allineando la colonna vertebrale e promuovendo una postura eretta, l'esercizio di equilibrio migliora naturalmente la postura.

- Rafforzare i muscoli centrali: sia la postura che l'equilibrio dipendono dall'avere un nucleo forte. Gli anziani che eseguono esercizi di equilibrio coinvolgono la parte bassa della schiena e i muscoli addominali, che sono i muscoli centrali che sostengono la colonna vertebrale. Il mantenimento di una postura eretta dipende da questi muscoli. I forti muscoli centrali rendono più facile sedersi o alzarsi in posizione eretta, ridurre il dolore lombare e smettere di curvarsi. Stare su una gamba o eseguire spostamenti controllati del peso sono esempi di esercizi di allenamento per l'equilibrio particolarmente utili per sviluppare la forza centrale e migliorare la postura.

- Ridurre la tensione muscolare e regolare la colonna vertebrale: gli anziani che eseguono esercizi di equilibrio possono allineare correttamente la colonna vertebrale, il che allevia la tensione sui muscoli del collo e della schiena. Il peso è distribuito uniformemente quando la colonna vertebrale è allineata, il che riduce la pressione su qualsiasi gruppo di muscoli o articolazioni. Esercizi per l'equilibrio che incorporano un attento allineamento, come la camminata dal tallone ai piedi o la posizione in tandem (un piede davanti all'altro), aiutano il corpo a mantenere una colonna vertebrale diritta mantenendo il petto aperto e le spalle indietro. Ripetere questi esercizi nel tempo aiuterà a migliorare la cattiva postura, ad alleviare la tensione muscolare e a migliorare il comfort di stare in piedi e seduti per lunghi periodi.

- Promozione della salute delle articolazioni: la salute delle articolazioni è influenzata in modo significativo dalla postura, soprattutto nelle anche, nelle ginocchia e nelle caviglie. Spesso causata da muscoli deboli o da uno scarso equilibrio, una cattiva postura può portare a articolazioni disallineate e a una maggiore tensione sui legamenti e sulla cartilagine. Promuovendo un corretto allineamento, gli esercizi di equilibrio migliorano la stabilità articolare e riducono il rischio di deterioramento articolare. Una migliore salute delle articolazioni consente agli anziani di impegnarsi in attività quotidiane con un minor rischio di dolore o lesioni, incoraggiando uno stile di vita mobile.

3. Aumentare la stabilità nelle attività quotidiane

Evitare le cadute e mantenere il controllo sui propri movimenti richiede stabilità, soprattutto quando si affronta un terreno irregolare, si cambia direzione o si gestiscono rapidi spostamenti di peso. Il miglioramento della stabilità per gli anziani si riferisce alla capacità di svolgere le attività quotidiane con sicurezza e facilità. Le attività che richiedono muscoli forti e coordinati e un buon equilibrio includono camminare, piegarsi, raggiungere e sollevare oggetti.

- Rafforzare i muscoli necessari per la stabilità: la stabilità richiede gambe e fianchi più forti, che possono essere ottenuti con allenamenti per la parte inferiore del corpo come squat, camminata dal tallone ai piedi e sollevamento delle gambe. Gli anziani che allenano questi muscoli acquisiscono un maggiore controllo motorio e sono meno inclini a inciampare o commettere errori. Per le attività quotidiane che richiedono un carico prolungato, come salire le scale o trasportare la spesa, la stabilità della parte inferiore del corpo è particolarmente cruciale. Gli anziani più stabili sono meno inclini a sostenere problemi articolari o a cadere improvvisamente mentre svolgono le loro attività quotidiane.

- Miglioramento del tempo di reazione e della coordinazione: esercizi di allenamento per l'equilibrio tra cui spostamento del peso, step-up e marce in piedi migliorano la stabilità migliorando anche la coordinazione e il tempo di reazione. Sono necessarie reazioni rapide e precise quando si gestiscono cambiamenti di movimento imprevisti, come una pendenza improvvisa o una barriera. Poiché il corpo è in grado di stabilizzarsi meglio durante i cambiamenti improvvisi, un tempo di reazione più rapido riduce la possibilità di perdere l'equilibrio e cadere. Gli anziani che sono coordinati e stabili si sentono più sicuri nella loro vita quotidiana, il che li motiva a rimanere attivi e coinvolti in una serie di circostanze.

- Promuovere la fluidità nel movimento e nell'andatura: man mano che l'equilibrio degli anziani migliora, migliora anche il loro passo o stile di camminata. Gli esercizi per l'equilibrio riducono la possibilità di inciampare o trascinare i piedi favorendo passi più fluidi e controllati. Gli esercizi che migliorano il passo e il posizionamento del piede, come la posizione in tandem e la camminata dal tallone ai piedi, rendono ogni passo più deliberato. Mantenere la fiducia e ridurre la possibilità di cadere è reso possibile da un passo costante, che aiuta anche a mantenere una velocità uniforme e aumenta la resistenza fisica.

- Facilitare una mobilità più sicura e sicura: infine, la stabilità consente alle persone anziane di spostarsi in sicurezza. Oltre a camminare, un appoggio stabile facilita il salire le scale, entrare e uscire dalle auto e alzarsi da una posizione seduta. Una base forte rende più facile muoversi in modo sicuro, fiducioso e interagire attivamente con il proprio ambiente. Gli anziani stabili possono camminare con uno scopo e mostrare meno esitazione quando raggiungono scaffali alti o si muovono in aree trafficate.

Migliorare l'equilibrio negli anziani presenta numerosi vantaggi oltre al semplice miglioramento della salute fisica. Una base più solida per una vita indipendente, mobilità e una migliore qualità della vita è costituita da una migliore postura, stabilità e fiducia. Oltre a prevenire cadute e incidenti, gli anziani che migliorano il proprio equilibrio favoriscono anche uno stile di vita sicuro di sé e fisicamente in forma. Incoraggiando l'interazione sociale e l'autosufficienza e riducendo al contempo l'ansia e la paura legate alla mobilità, gli esercizi di equilibrio potrebbero comportare un potenziamento mentale. In breve, l'allenamento di equilibrio è un metodo innovativo che migliora notevolmente la vita quotidiana degli anziani e sostiene il loro benessere fisico e mentale per molti anni.

CAPITOLO 2: PREPARARSI PER LE ATTIVITÀ DI BALANCE

Consigli di sicurezza e cose a cui pensare

Con l'avanzare dell'età, mantenere e migliorare il nostro equilibrio diventa cruciale per la nostra salute poiché riduce la possibilità di cadute, aumenta la mobilità e incoraggia l'indipendenza. Per prevenire danni, impegnarsi in qualsiasi tipo di attività fisica, in particolare esercizi di equilibrio, richiede la massima cautela. Gli anziani che eseguono esercizi di equilibrio dovrebbero tenere conto delle seguenti precauzioni di sicurezza cruciali:

1. Parla con un esperto medico

Consulta un operatore sanitario prima di iniziare qualsiasi programma di fitness, in particolare se hai una storia di stile di vita sedentario o problemi di salute preesistenti. Il tuo fisioterapista o medico può:

- Considera i tuoi limiti fisici e il tuo attuale stato di salute.
- Fornisci consigli specifici sugli esercizi in base alle tue esigenze e ai possibili rischi.

- Consigliare esercizi da evitare in base ad eventuali problemi di mobilità o equilibrio.

Questa azione iniziale costituisce una solida base per la tua ricerca di fitness.

2. Decidere un grado di attività adeguato

I livelli di forma fisica degli anziani variano notevolmente, quindi scegli gli esercizi adatti al tuo grado di competenza. Acquisirai gradualmente forza e sicurezza se inizi con esercizi di livello principiante, soprattutto se sei nuovo alle routine di equilibrio. Gli esercizi avanzati non dovrebbero essere eseguiti affrettatamente perché ciò aumenta il rischio di lesioni e cadute. Il tuo corpo può adattarsi in sicurezza se inizi con attività facili e procedi verso quelle più complesse.

Puoi personalizzare una varietà di esercizi di equilibrio. Ad esempio, per migliorare l'equilibrio prima di provare a stare in piedi su una gamba sola, inizia aggrappandoti a un oggetto robusto, come lo schienale di una sedia.

3. Avvalersi dell'assistenza quando richiesto

Un ulteriore livello di sicurezza viene offerto utilizzando un oggetto robusto come supporto, come un muro, un piano di lavoro o una sedia. Quando esegui esercizi come camminare dal tallone ai piedi e stare in piedi su una gamba sola, il supporto aiuta a mantenere l'equilibrio. Potresti iniziare a fare meno affidamento sull'assistenza man mano che ti senti più a tuo agio. Assicurati che il supporto che stai utilizzando sia sempre stabile. Un muro dovrebbe essere privo di decorazioni o oggetti potenzialmente pericolosi e una sedia dovrebbe avere una base antiscivolo.

4. Fai spazio

Uno spazio di formazione sicuro è essenziale. Assicurati che l'area di allenamento sia priva di ostacoli che potrebbero farti inciampare o scivolare prima di iniziare, come cavi allentati, disordine o tappeti. Puoi muoverti senza preoccuparti di sbattere contro i mobili o di scivolare su qualcosa di piccolo quando hai abbastanza spazio. Un'area ben illuminata rende più facile vedere cosa stai facendo e riduce la possibilità di inciampare. Per aumentare la stabilità e la presa, installa un tappetino da yoga o un tappetino per esercizi nell'area di allenamento designata oppure scegli una pavimentazione antiscivolo.

5. Vestitevi comodamente e indossate calzature adeguate

Quando si eseguono esercizi di equilibrio, utilizzare scarpe di supporto e antiscivolo. Le scarpe con una presa salda e una vestibilità aderente forniscono una base stabile per le attività in piedi e aiutano a prevenire gli scivolamenti. Si sconsiglia di indossare calzini su pavimenti piastrellati o in legno a meno che non si utilizzi un cuscinetto antiscivolo.

Vestitevi comodamente con abiti larghi che non limitino la vostra libertà di movimento. Scegli abiti che ti permettano di muoverti liberamente in tutte le direzioni piuttosto che quelli con orli lunghi che potrebbero farti inciampare.

6. Prima di allenarti, riscaldati

Promuovendo il flusso sanguigno verso le aree vitali e rilassando muscoli e articolazioni, un adeguato riscaldamento prepara il corpo all'esercizio. Poiché riduce il rischio di sforzi o danni durante l'attività principale, questa fase è particolarmente importante per gli anziani.

Gli esercizi di equilibrio dovrebbero essere riscaldati con quanto segue:

- Le caviglie possono essere rilasciate con l'aiuto di rulli per caviglie.

- Per rafforzare i muscoli delle gambe, marcia lentamente sul posto.
- Lo stress della parte superiore del corpo viene alleviato dai rulli per spalle e collo.

Gli esercizi di equilibrio sono più sicuri ed efficienti quando ti riscaldi per cinque-dieci minuti. Ciò aumenta la flessibilità e prepara i muscoli per compiti più impegnativi.

7. Concentrati sulla forma piuttosto che sulla velocità

Invece di eseguire affrettatamente gli esercizi di equilibrio, concentrati sul mantenimento della tecnica corretta. Un aumento del rischio di caduta potrebbe derivare da una forma inadeguata, che può affaticare muscoli e articolazioni. Puoi attivare gradualmente i muscoli giusti e sviluppare stabilità muovendoti lentamente e deliberatamente.

Ad esempio, invece di provare a sollevare la gamba troppo in alto o a mantenere l'equilibrio per troppo tempo durante una posizione su una gamba sola, concentrati sul mantenere la colonna vertebrale dritta e il core attivo. La tua abilità e resistenza aumenteranno gradualmente con il tempo finché usi una buona forma.

8. Impegnarsi nella respirazione consapevole

Sebbene la respirazione possa non sembrare avere nulla a che fare con gli esercizi di equilibrio, è fondamentale per controllare il movimento e mantenere la compostezza, soprattutto durante le attività impegnative. La tensione viene rilasciata attraverso una respirazione profonda e mirata, che ti dà un maggiore controllo sul tuo corpo.

Ad esempio, fare respiri calmi e profondi può aiutarti a rilassarti e a stabilizzare i movimenti durante un esercizio di equilibrio in cui potresti sentirti spiacevole. Combinare movimento e respirazione migliora la concentrazione e rende più facile rimanere in equilibrio durante l'esecuzione di compiti impegnativi.

9. Presta attenzione al tuo corpo e fai delle pause se necessario

Seguire i segnali del proprio corpo è una delle precauzioni di sicurezza più importanti. Fermati e fai una pausa se avverti dolore, vertigini o disagio durante una sessione di allenamento. È meglio riposarsi e adattarsi piuttosto che mettersi in pericolo perché superare il disagio potrebbe causare lesioni.

L'affaticamento muscolare durante gli esercizi di equilibrio è normale perché può essere fisicamente faticoso. D'altra parte, un forte dolore o una sensazione di instabilità suggeriscono che dovresti modificare il tuo programma di esercizi o di riposo. Prima di procedere, consultare il proprio medico o fisioterapista se il disagio persiste.

10. Bevi abbastanza acqua

Anche se potrebbe sembrare un problema minore, rimanere idratati è essenziale per svolgere attività sane. Vertigini, affaticamento e persino crampi muscolari causati dalla disidratazione aumentano il rischio di cadere e farsi male durante gli esercizi di equilibrio.

Durante l'allenamento, tieni una bottiglia d'acqua a portata di mano e bevi un sorso secondo necessità. Evita di consumare grandi quantità di acqua in una volta poiché ciò potrebbe farti sentire gonfio o a disagio durante l'allenamento. Mantenere una corretta idratazione ti aiuterà a rimanere concentrato ed energico in modo da poter massimizzare ogni pratica in tutta sicurezza.

11. Fai progressi piccoli e costanti

Calmati perché migliorare l'equilibrio richiede tempo. La durata, la complessità o la difficoltà dell'allenamento dovrebbero essere aumentate gradualmente finché non ti sentirai pronto. Se ti senti a tuo agio con gli esercizi di base, ad esempio, potresti passare a quelli intermedi più impegnativi, inclusa l'esecuzione dei movimenti da solo.

Evita di porti obiettivi irraggiungibili o di impegnarti eccessivamente, poiché potrebbero provocare malcontento o, peggio, danni. Ci vuole tempo per raggiungere l'equilibrio e piccoli cambiamenti graduali nel tempo sono più sicuri ed efficaci.

12. Dopo l'allenamento, rilassati

Una routine di defaticamento dopo gli esercizi di equilibrio aiuta a rilasciare la tensione, migliorare la flessibilità e rilassare i muscoli. Fare stretching delicatamente può aiutare a rilasciare la tensione dall'allenamento, soprattutto nelle spalle, nella schiena e nelle gambe.

- Per alleviare lo sforzo delle gambe, un semplice defaticamento potrebbe includere movimenti del polpaccio e del tendine del ginocchio.
- Gli allungamenti per il collo e le spalle aiutano a rilasciare la tensione nella parte superiore del corpo.
- L'uso di tecniche di respirazione profonda può aiutarti a rilassarti e a ridurre la frequenza cardiaca.

I tuoi esercizi di equilibrio potrebbero essere più sicuri e divertenti se prendi in considerazione queste misure e preoccupazioni di sicurezza. Puoi acquisire forza, stabilità e sicurezza prestando attenzione al tuo corpo, rimanendo consapevole delle tue emozioni e muovendoti al tuo ritmo. Quando si tratta di aumentare gradualmente la mobilità e l'equilibrio, tenere presente che sicurezza e coerenza vanno di pari passo.

Preparazione dello spazio e attrezzature necessarie

Per gli esercizi di equilibrio, soprattutto per gli anziani, è fondamentale creare un ambiente accogliente e sicuro. Avere l'attrezzatura giusta e organizzare lo spazio di lavoro può migliorare notevolmente i risultati dell'allenamento e ridurre il rischio di infortuni.

Scegliere la posizione corretta

Selezionare un'impostazione adatta è il primo passo per prepararsi agli esercizi di equilibrio. Quando scegli la posizione ideale, tieni presente i seguenti punti:

1. Superficie piana e antiscivolo: per evitare rischi di inciampo e scivolamento, scegliere una posizione con una superficie solida e livellata. I tappetini e i tappetini per esercizi sono utili perché forniscono più imbottitura e trazione.

2. Illuminazione adeguata: un'area ben illuminata è essenziale per mantenere l'equilibrio poiché consente un'ottima visione. La chiara visibilità dell'ambiente circostante è garantita da una sufficiente luce artificiale di sera e da luce naturale durante il giorno.

3. Spazio sufficiente: assicurati che ci sia spazio adeguato per muoverti senza sbattere contro muri o mobili. Gli esercizi che prevedono movimenti delle braccia o delle gambe per l'equilibrio dovrebbero essere eseguiti in uno spazio di almeno un metro e mezzo per un metro e mezzo per evitare di sentirsi confinati.

4. Supporto accessibile: è importante avere un aiuto nelle vicinanze, soprattutto per i nuovi arrivati. Potrebbe trattarsi di una sedia stabile, un muro o un piano di lavoro a cui puoi aggrapparti in caso di necessità. Verificare che il supporto sia robusto e ad un'altezza raggiungibile.

Strumenti necessari per esercizi che coinvolgono l'equilibrio

Anche se molti esercizi di equilibrio possono essere eseguiti con un'attrezzatura minima, alcuni semplici strumenti possono fare una grande differenza e fornire stabilità e sicurezza.

1. Sia per stare in piedi che per stare seduti, è perfetta una sedia con una base robusta e antiscivolo. Consente una mobilità sicura e offre una solida piattaforma di supporto. Scegli una sedia con schienale e senza ruote per la massima stabilità.

2. Una superficie comoda e imbottita per stare in piedi, sedersi o inginocchiarsi è offerta dai tappetini per yoga o esercizi. Poiché ti impedisce di scivolare, è particolarmente utile per le attività che richiedono di stare fermo o di andare avanti e indietro. I tappetini più spessi, tra 5 e 8 mm, sono più comodi e stabili.

3. Aggiungendo una piccola quantità di resistenza a una serie di attività di equilibrio, le fasce di resistenza sono un modo eccellente per rafforzare braccia, gambe e core. Con la gamma di livelli di resistenza disponibili in queste fasce, gli anziani possono iniziare con una resistenza minore e progredire verso una resistenza media o pesante man mano che la loro forza aumenta. Per un utilizzo sicuro, i cinturini devono essere fissati saldamente o tenuti in posizione.

4. Un cuscino in schiuma o un cuscinetto d'equilibrio è una superficie leggermente instabile che incoraggia il corpo a utilizzare i suoi muscoli stabilizzatori, migliorando l'equilibrio e la coordinazione. Gli anziani possono migliorare la loro stabilità in ambienti dinamici utilizzando cuscinetti per l'equilibrio o cuscini in schiuma, che offrono una piccola sfida ai loro allenamenti. Per esercitarti in sicurezza al primo avvio, posiziona il pad vicino a un supporto robusto.

5. L'aggiunta di una piccola quantità di resistenza, pesi leggeri alle mani o pesi alla caviglia possono migliorare gli esercizi di rafforzamento della forza. Questi sono facoltativi ma utili per rafforzare il core e la parte inferiore del corpo, migliorando l'equilibrio. Inizia con pesi compresi tra uno e tre libbre, enfatizzando la forma e il controllo adeguati.

6. Le sfere di stabilità possono essere utilizzate per valutare l'equilibrio e attivare il core per gli utenti più esperti. Anche se si consiglia cautela per prevenire l'instabilità, sono adatti sia per esercizi seduti che per alcuni esercizi in piedi. Usa la palla in uno spazio libero con l'assistenza adiacente per essere sicuro.

Impostazione dell'area

Alcuni accorgimenti potrebbero rendere lo spazio ancora più accogliente e adatto ad esercizi di equilibrio dopo aver scelto la stanza e le attrezzature. Tenere conto dei seguenti consigli sulla preparazione per garantire la sicurezza:

1. Eliminare eventuali ostacoli che potrebbero impedire la mobilità o provocare inciampi, come tavoli, corde o tappeti. Uno spazio aperto favorisce il movimento senza restrizioni e riduce il rischio di cadute involontarie.

2. Segna i punti di partenza o le linee di riferimento sul pavimento con il nastro adesivo per gli allenamenti che richiedono il posizionamento esatto dei piedi. La precisione viene migliorata e viene mantenuto un posizionamento stabile.

3. La temperatura ideale per gli esercizi di equilibrio è gradevole e moderata. Un ambiente un po' più caldo, non troppo caldo, però, può aiutare i muscoli a mantenere la loro elasticità. Evita le correnti d'aria perché possono causare brividi o distrarre.

4. Potresti riuscire a rilassarti e concentrarti meglio con una musica leggera di sottofondo. Scegli musica o rumori rilassanti che non interrompano la respirazione o il ritmo dei movimenti.

5. È fondamentale rimanere idratati durante qualsiasi attività. Le pause facili sono rese possibili dalla presenza di acqua, soprattutto durante gli allenamenti prolungati.

Norme per l'uso e la manutenzione delle attrezzature

Sia per le prestazioni che per la sicurezza, l'attrezzatura deve essere utilizzata e mantenuta correttamente. Ecco alcuni suggerimenti per la manutenzione delle apparecchiature:

1. Controllare eventuali segni di usura: esaminare tutta l'attrezzatura per eventuali segni di usura o danni prima di ogni utilizzo, prestando particolare attenzione ai cuscinetti di equilibrio e alle fasce di resistenza. Ad esempio, una fascia di resistenza strappata potrebbe rompersi e causare lesioni.

2. L'attrezzatura deve essere stabilizzata e protetta. Assicurati che la sedia, il cuscinetto per l'equilibrio e la palla stabilizzante siano tutti saldamente in posizione prima di iniziare l'allenamento. Durante uno spostamento, le attrezzature instabili possono spostarsi, rendendo più probabile una caduta.

3. Conservazione sicura dell'attrezzatura: per evitare di ingombrare l'area di allenamento o di costituire un pericolo di inciampo, conservare tutte le attrezzature da allenamento in un luogo designato. Per mantenere l'ambiente in ordine, mantieni l'attrezzatura organizzata in un cestino o in un contenitore vicino.

4. L'attrezzatura deve essere pulita frequentemente. Con il passare del tempo, polvere e sudore possono accumularsi su pesi, tappetini e altre superfici. Per garantire pulizia e

trazione, pulire l'attrezzatura dopo ogni sessione. Utilizzare detergenti delicati che non danneggino i tessuti.

Avere gli strumenti giusti e uno spazio di lavoro ordinato è essenziale quando ci si prepara per gli esercizi di equilibrio. La base per un allenamento di equilibrio sicuro ed efficace è un'area ben illuminata, aperta e protetta. Le attrezzature essenziali che offrono il supporto necessario includono una sedia robusta, un tappetino per esercizi e un cuscinetto per l'equilibrio; bande di resistenza e pesi piccoli aumentano ulteriormente i benefici.

Creando un ambiente sicuro, confortevole e ordinato, gli anziani possono massimizzare la loro esperienza con esercizi di equilibrio e concentrarsi con sicurezza su ogni compito. Mantenere e impostare correttamente l'attrezzatura può rendere ogni sessione piacevole, appagante e, soprattutto, sicura.

CAPITOLO 3: METODI DI RESPIRAZIONE PER FAVORIRE STABILITÀ ED EQUILIBRIO

Panoramica sulla respirazione per l'equilibrio

La respirazione è un aspetto vitale ma a volte trascurato della salute fisica, soprattutto quando si tratta di migliorare la coordinazione, l'equilibrio e la stabilità. Tutti respirano, quindi potrebbe sembrare semplice, ma il modo in cui respiriamo può avere un grande effetto sul nostro corpo e sulla nostra mente. La respirazione consapevole diventa una parte essenziale degli strumenti per il benessere di un anziano se desidera migliorare il proprio equilibrio e prevenire le cadute. Possiamo migliorare la stabilità del core, rilassare la mente e rafforzare le reazioni naturali del corpo ai cambiamenti di posizione e movimento concentrandoci su esercizi di respirazione che supportano l'equilibrio.

La capacità di controllare la propria posizione corporea, in movimento o meno, è la definizione base di equilibrio. Il tuo sistema neurale, i muscoli e le ossa devono funzionare tutti in armonia per mantenere la stabilità e raggiungere il giusto equilibrio. La respirazione profonda e intenzionale può aiutare a sincronizzare questi sistemi, consentendo maggiore controllo e coordinazione durante i movimenti.

Coinvolgendo i muscoli centrali, il principale stabilizzatore del corpo, la respirazione ha un impatto sull'equilibrio. Il diaframma, i muscoli trasversali dell'addome e il pavimento pelvico sono tra i muscoli centrali essenziali per mantenere la postura dritta ed evitare cadute. Questi muscoli sono leggermente influenzati da ogni inspirazione ed espirazione, il che può aumentare la stabilità o portare all'instabilità se la respirazione è spinta o superficiale. L'equilibrio dipende sia dalla connessione mente-corpo che dalle fondamenta del corpo, entrambi migliorati dalla respirazione controllata.

Mantenere l'equilibrio implica qualcosa di più del semplice sforzo fisico; richiede anche concentrazione mentale. Il sistema nervoso parasimpatico, noto anche come sistema "riposo e digestione", viene attivato dalla respirazione consapevole e aiuta il rilassamento mentale e la riduzione dell'ansia. Questa risposta di rilassamento è particolarmente importante per gli anziani perché riduce lo stress, che sbilancia l'equilibrio creando tensioni inutili nel corpo. Il corpo può concentrarsi in modo più efficace sul mantenimento della stabilità e reagire rapidamente ai cambiamenti di posizione senza perdere l'equilibrio quando la mente è a suo agio. Mettendo il corpo in uno stato rilassato ma vigile, la respirazione consapevole lo prepara per gli esercizi di equilibrio.

Uno dei muscoli più importanti per la respirazione e l'equilibrio è il diaframma, un muscolo a forma di cupola situato dietro i polmoni. Il diaframma si contrae e si abbassa durante i respiri profondi e completi, consentendo ai polmoni di espandersi e riempirsi d'aria. Oltre a migliorare l'apporto di ossigeno al corpo, questo esercizio rafforza e stabilizza il core. Al contrario, la respirazione superficiale o centrata sul torace indebolisce il core e compromette l'equilibrio generale diminuendo la partecipazione del diaframma.

Lavorando con gli altri muscoli centrali per generare stabilità, un diaframma forte e flessibile fornisce una solida base per l'equilibrio. Concentrandoci sulla respirazione diaframmatica, chiamata anche "respirazione della pancia", possiamo coinvolgere il core e prepararlo a reagire agli allenamenti che comportano aggiustamenti di equilibrio o postura. Con la pratica ripetuta, questo tipo di respirazione rafforza il core in generale e migliora l'equilibrio e il controllo muscolare.

La capacità del corpo di adattarsi ai movimenti improvvisi o ai cambiamenti del terreno determina solitamente l'equilibrio. La reazione naturale del corpo a un inciampo è quella di riprendersi, il che richiede una rapida reazione e coordinazione muscolare. Gli esercizi di respirazione basati sul movimento possono migliorare i riflessi e i tempi di reazione insegnando al corpo a rispondere rapidamente e con calma. La respirazione è collegata a movimenti che migliorano l'equilibrio e il controllo del corpo nelle situazioni quotidiane, rendendola più di una semplice attività solitaria.

Anche la propriocezione, ovvero la consapevolezza della posizione del proprio corpo nello spazio, viene rafforzata dalla respirazione deliberata. La propriocezione consente al corpo di effettuare regolazioni automatiche per prevenire le cadute poiché riconosce rapidamente i cambiamenti nella postura. Oltre a rafforzare il core e promuovere il rilassamento mentale, gli esercizi di respirazione mirata migliorano la percezione e la risposta del cervello ai movimenti fisici, migliorando l'equilibrio generale.

Anche se potrebbe sembrare un piccolo esercizio, la respirazione consapevole offre una solida base per la salute sia mentale che fisica. Gli anziani che utilizzano esercizi di respirazione per migliorare il proprio equilibrio in genere riferiscono di sentirsi più sicuri e sicuri quando si muovono nella vita quotidiana. La respirazione controllata riduce il rischio di cadere perché rafforza il core, rilassa la mente e migliora la consapevolezza del corpo.

Sia che venga utilizzata da sola o in combinazione con un esercizio di equilibrio, la respirazione intenzionale è una strategia cruciale per preservare la stabilità e ridurre la possibilità di cadere. Iniziando con questi esercizi di respirazione, gli anziani possono sviluppare resilienza, mantenere una connessione con il proprio corpo e beneficiare di movimenti sicuri e salutari per molti anni a venire.

Respirazione diaframmatica (pancia)

Il diaframma, un muscolo a forma di cupola situato sopra l'addome e sotto i polmoni, viene utilizzato nella tecnica di respirazione diaframmatica, spesso nota come respirazione del ventre. Questo metodo offre un modo semplice ma efficace per aumentare il flusso di ossigeno, calmare il sistema nervoso e coinvolgere i muscoli centrali legati all'equilibrio. Per gli anziani, la respirazione diaframmatica è un metodo delicato ed efficace per aumentare la stabilità e la coordinazione, nonché la consapevolezza del corpo e il coinvolgimento del core.

Per ottenere respiri profondi e controllati, la respirazione diaframmatica mira a coinvolgere completamente il diaframma. La respirazione diaframmatica si concentra sulla parte inferiore dei polmoni, espandendo la pancia mentre inspiri e contraendola mentre espiri, a differenza della respirazione superficiale, che utilizza principalmente i muscoli del torace. Questo respiro più profondo promuove la calma, la stabilità e una naturale attivazione del nucleo.

Benefici della respirazione diaframmatica per l'equilibrio

1. Rafforzando il diaframma e i muscoli centrali, la respirazione profonda crea la solida base di supporto necessaria per una buona postura ed equilibrio. Il diaframma e i muscoli

centrali, in particolare quelli trasversali dell'addome, collaborano mentre respiri profondamente, mantenendoti stabile in una serie di circostanze.

2. Concentrandosi sul proprio corpo, la respirazione diaframmatica favorisce la consapevolezza e una migliore percezione della propria posizione nello spazio. La propriocezione, o maggiore consapevolezza del corpo, è fondamentale per l'equilibrio perché consente di reagire rapidamente ai cambiamenti nell'ambiente circostante o nella posizione.

3. Il sistema nervoso parasimpatico viene attivato dalla respirazione profonda del ventre, che riduce la tensione e favorisce il rilassamento. Gli anziani traggono maggiori benefici dal rilassamento mentale poiché riduce lo stress e riequilibra le reazioni del corpo all'attività.

4. Il miglior apporto di ossigeno possibile è reso possibile dalla respirazione diaframmatica, che aumenta la resistenza fisica, l'energia e la concentrazione, tutti aspetti fondamentali per preservare l'equilibrio e la coordinazione durante il movimento.

Metodi per la pratica della respirazione diaframmatica

Questa è una guida dettagliata su come praticare la respirazione diaframmatica:

1. Puoi sdraiarti comodamente o sederti su una sedia con i piedi appoggiati sul pavimento. Due mani dovrebbero essere posizionate rispettivamente sul petto e sull'addome.

2. Inspira lentamente attraverso il naso, lasciando che il diaframma si espanda e lo stomaco si sollevi. Mentre la mano sul petto rimane in gran parte immobile, senti quella sull'addome muoversi verso l'esterno. Fai uno sforzo per respirare con la parte inferiore dei polmoni.

3. Espira lentamente attraverso le labbra, lasciando che il diaframma si rilassi e l'addome ritorni alla colonna vertebrale. Mentre la mano sul petto rimane ferma, quella sull'addome dovrebbe abbassarsi.

4. Per cinque-dieci respiri, ripeti l'operazione mantenendo un ritmo costante e calmo. Obiettivo per diversi secondi tra ogni inspirazione ed espirazione. Cerca di mantenere il respiro controllato e fluido.

Dopo aver perfezionato la tecnica, pensa a integrare la respirazione diaframmatica in attività di routine come camminare, salire le scale o allenarsi per l'equilibrio. Con il tempo, questo schema di respirazione diventerà più istintivo, permettendoti di rimanere concentrato, stabile e con i piedi per terra mentre svolgi le tue attività quotidiane.

Respirazione a scatola per concentrazione e calma

La respirazione a scatola, a volte definita respirazione dei quattro quadrati, è un metodo semplice ma incredibilmente efficace per controllare la respirazione, migliorare la concentrazione e calmare la mente. Gli anziani che desiderano migliorare la propria stabilità ed equilibrio riducendo allo stesso tempo i livelli di stress e ansia possono trarre beneficio da questa tecnica di respirazione metodica. Puoi raggiungere uno stato di calma che migliora il tuo benessere generale e prepara il tuo corpo all'esercizio impegnandoti in esercizi di respirazione a scatola.

Durante la respirazione della casella di posta, fai un respiro, trattienilo per quattro conteggi, quindi rilascialo. Questo metodo crea uno schema di respirazione ritmica che promuove la calma e la chiarezza mentale. La "scatola" rappresenta i quattro lati uguali del ciclo respiratorio, il che favorisce il controllo e l'equilibrio.

Benefici della respirazione a scatola per la concentrazione e l'equilibrio

1. Inducendo la risposta al rilassamento, la respirazione a scatola abbassa gli ormoni dello stress e promuove sensazioni di calma. Le persone anziane che sperimentano

meno stress possono avere un migliore equilibrio perché la tensione può occasionalmente portare all'instabilità e alla paura di cadere.

2. L'approccio metodico del Box Breathing aiuta le persone a focalizzarsi e concentrarsi meglio. Questa chiarezza è particolarmente utile prima di impegnarsi in attività fisiche che richiedono acutezza mentale, come esercizi di equilibrio.

3. Poiché la respirazione a scatola si concentra sul respiro, incoraggia la consapevolezza e una maggiore consapevolezza del proprio corpo. Poiché rende più facile comprendere la propria presenza fisica nello spazio, questa maggiore consapevolezza corporea è essenziale per l'equilibrio.

4. Il modello di respirazione graduale e controllato del Box Breathing ottimizza l'assunzione di ossigeno, che è essenziale per la vitalità e le prestazioni atletiche. Un maggiore equilibrio è il risultato di una migliore funzione muscolare e coordinazione determinata da un aumento del flusso di ossigeno.

5. La respirazione a scatola favorisce il rilassamento aiutando nella regolazione della frequenza cardiaca. Quando si

eseguono esercizi di equilibrio, una frequenza cardiaca costante consente movimenti più regolati, che migliorano le prestazioni fisiche.

Metodi per la pratica della respirazione a scatola

Questa è una guida dettagliata sulla respirazione in scatola:

1. Individua un'area tranquilla dove puoi sederti o sdraiarti facilmente, oppure sederti su una sedia con i piedi appoggiati sul pavimento. Chiudi gli occhi e rilassati per un po' se ti fa sentire più a tuo agio.

2. Senti l'aria riempirti i polmoni mentre fai un respiro lento, contando quattro volte, attraverso il naso. Estendi l'addome mentre inspiri.

3. Per quattro conteggi, trattieni il respiro. Mantieni la postura rilassata e lascia andare qualsiasi stress nel tuo corpo in questo momento.

4. Per quattro conteggi, espelli lentamente l'aria attraverso la bocca, lasciando cadere l'addome mentre lo fai. Mentre respiri, immagina che la tensione e lo stress lascino il tuo corpo.

5. Prima di fare il respiro successivo, trattieni il respiro per altri quattro conteggi. Mantieni la postura rilassata e assapora la pace del momento.

6. Mantieni un ritmo di quattro conteggi e presta attenzione al tuo respiro mentre ripeti questo ciclo per cinque-dieci minuti. Riporta delicatamente la concentrazione sul respiro se i tuoi pensieri iniziano a divagare.

Detto semplicemente, la respirazione artificiale fa parte della routine quotidiana. Per calmare la mente e preparare il corpo, puoi farlo prima di fare esercizi di equilibrio. Può anche aiutarti a ritrovare la concentrazione e l'equilibrio durante i momenti stressanti o ansiosi della giornata.

Ad esempio, dedica qualche minuto a praticare la respirazione scatolare se provi ansia o ti senti sopraffatto. Potresti essere in grado di radicarti e affrontare i problemi in modo più composto e lucido se segui questo semplice esercizio.

Inoltre, incorporare la respirazione boxale nella routine di riscaldamento prima di qualsiasi attività fisica migliorerà la prontezza e la concentrazione. La respirazione box per alcuni minuti può aiutare il tuo corpo e la tua mente a prepararsi per gli allenamenti futuri, mantenendoti concentrato e concentrato sul momento.

La respirazione boxale è una tecnica utile con numerosi vantaggi per il benessere mentale e fisico. Per gli anziani che desiderano aumentare la propria stabilità ed equilibrio, questo metodo di respirazione strutturata migliora la concentrazione, incoraggia il rilassamento e rafforza il collegamento mente-corpo. Puoi coltivare un senso di calma che migliora la tua attività fisica e la qualità generale della vita incorporando la respirazione scatolare nella tua pratica quotidiana. Sia che venga utilizzata come tecnica di riduzione dello stress o prima degli esercizi di equilibrio, la respirazione a scatola è una tecnica essenziale che promuove stabilità e resilienza a lungo termine.

Coordinazione del respiro e del movimento

L'idea della coordinazione del respiro con il movimento è fondamentale per migliorare le prestazioni fisiche, in particolare per le persone anziane che desiderano aumentare la propria stabilità ed equilibrio. Questo metodo si concentra sull'allineamento della respirazione con i movimenti, creando un ritmo naturale che incoraggia sia l'attività fisica che la concentrazione mentale e fisica. Acquisire conoscenza ed esperienza nella coordinazione del respiro migliorerà la tua esperienza di allenamento in generale e ti fornirà un maggiore controllo sul tuo corpo durante gli esercizi di bilanciamento.

L'importanza del respiro coordinato

Ci sono diversi motivi per cui la sincronia del respiro è cruciale.

1. Migliora la stabilità: la respirazione e la coordinazione dei movimenti possono fornire una solida base per le attività fisiche. Coinvolgere i muscoli centrali durante l'inspirazione e l'espirazione aiuta a mantenere l'equilibrio e la postura, facilitando le transizioni più facili tra le attività.

2. Aumenta il flusso di ossigeno: puoi assicurarti che i tuoi muscoli ricevano un apporto costante di ossigeno coordinando la respirazione con i movimenti. Poiché

favorisce la funzione e la resistenza muscolare, questo maggiore apporto di ossigeno è essenziale per ottenere prestazioni ottimali, in particolare durante l'esercizio fisico.

3. Migliora la connessione mente-corpo: combinando il movimento con la respirazione, puoi aumentare la consapevolezza dell'allineamento e della postura del tuo corpo durante l'allenamento. Da questa maggiore consapevolezza può derivare una migliore meccanica del corpo, che è particolarmente utile per le persone anziane che desiderano aumentare il proprio equilibrio e prevenire le cadute.

4. Puoi controllare meglio la frequenza cardiaca e mantenere un ritmo costante quando puoi controllare la respirazione mentre ti muovi. Questo controllo ti mantiene entro un raggio d'azione sicuro e confortevole e aiuta nella gestione dello sforzo fisico.

5. Facilita la concentrazione e il rilassamento: durante tutta l'azione, la sincronizzazione del respiro favorisce uno stato mentale più calmo. Puoi concentrarti sulla tua forma e sui movimenti concentrandoti sulla respirazione per aiutarti a sbarazzarti di distrazioni e ansia.

Come lavorare sulla coordinazione del movimento e del respiro

Per gli anziani in particolare, ecco una guida dettagliata su come praticare la coordinazione del respiro con il movimento:

1. Seleziona un esercizio o un'attività di base, come sollevamenti modesti delle braccia, marce in piedi o sollevamenti delle gambe da seduti. Verifica se il movimento rientra nelle tue capacità e nella tua zona di comfort.

2. Prenditi del tempo per connetterti con il tuo respiro prima di iniziare il movimento. Respira diaframmaticamente per alcuni cicli per concentrarti e prepararti per l'allenamento.

3. Scegli una tecnica di respirazione che si abbini bene al movimento. Ad esempio:
   - Mentre alzi le braccia o le gambe in preparazione all'attività, fai un respiro.
   - Mentre completi il movimento, come sollevare il braccio o la gamba, rilascia lentamente il respiro. Ciò aiuta nella stabilizzazione del corpo e nell'attivazione del core.
   - Ritorna alla posizione iniziale facendo un altro respiro mentre abbassi lentamente il braccio o la gamba.

4. Concentrati sul mantenimento di un ritmo costante tra la respirazione e il movimento mentre ti alleni. Cerca di rendere la transizione agevole e agevole rimanendo prudente e mantenendo il controllo delle tue attività.

5. Durante l'esercizio, presta attenzione al tuo respiro e al tuo corpo. Riporta la tua attenzione sulla sincronizzazione del respiro e dei movimenti se i tuoi pensieri vagano. Questa tecnica metodica potrebbe migliorare la tua efficacia ed esperienza complessiva.

Esempi di esercizi per la coordinazione della respirazione

Le attività che possono migliorare la coordinazione del respiro includono quanto segue:

1. Sollevamenti delle braccia da seduti:
- Solleva entrambe le braccia in aria e fai un respiro.
- Abbassa le braccia ed espira.

2. Marcia in piedi:
- Mentre porti un ginocchio all'altezza dell'anca, fai un respiro.
- Espira mentre alterni le gambe e riporta il ginocchio a terra.

3. Sollevare le gambe:

- Alza una gamba di lato e fai un respiro.
- Mentre riporti la gamba nella posizione iniziale, rilascia il respiro.

4. Colpi di scena morbidi:

- Fai un respiro e poi ruota il busto.
- Espira, quindi ruota lentamente da un lato mantenendo la stabilità con il core.

La coordinazione del respiro è utile nella vita di tutti i giorni e non solo per l'esercizio fisico programmato. Ad esempio:

- Fai qualche respiro e poi lasciali uscire. Questo può aiutarti a camminare con una postura migliore e a mantenere un ritmo costante.
- Gestire il respiro mentre si spazza o si fa il giardinaggio è un esempio di compito domestico. Quando sei pronto per alzarti o raggiungere, fai un respiro e, mentre lo fai, rilascialo.
- Per aumentare la concentrazione e il rilassamento, integra la coordinazione del respiro nella tua routine di yoga o stretching collegando il respiro a ciascuna posa o allungamento.

Un metodo efficace per migliorare la stabilità, l'equilibrio e le prestazioni fisiche generali è coordinare la respirazione con i movimenti. Oltre a migliorare le tue capacità fisiche, sincronizzare la respirazione con i movimenti rafforza il legame tra mente e corpo. Poiché promuove un approccio più consapevole all'esercizio fisico, favorendo la calma e la concentrazione e riducendo il rischio di cadute, questa pratica è particolarmente benefica per gli anziani. Includere la coordinazione del respiro nelle attività quotidiane e nella routine di allenamento può aiutarti a diventare più resistente e stabile, migliorando la qualità della vita in generale.

Rilassamento guidato per il recupero dopo l'attività fisica

Una componente chiave del recupero post-esercizio è il rilassamento guidato, in particolare per gli anziani che desiderano migliorare il proprio benessere generale preservando stabilità ed equilibrio. Questo metodo utilizza una serie di suggerimenti calmanti per aiutare il corpo e la mente a rilassarsi, favorendo la chiarezza mentale e il recupero fisico dopo l'esercizio. Puoi aumentare i benefici dei tuoi esercizi e migliorare il tuo senso di pace incorporando il rilassamento guidato nella tua routine.

L'importanza del recupero dopo l'esercizio

1. Recupero fisico: i tuoi muscoli hanno bisogno di tempo per riprendersi dopo l'attività fisica. I metodi di rilassamento possono favorire la circolazione, alleviare la tensione muscolare e accelerare il processo di guarigione.

2. Riduzione della tensione: il rilassamento guidato può aiutare a ridurre la tensione fisica che l'esercizio potrebbe creare nel corpo. Ciò può comportare uno stato più calmo e livelli di cortisolo più bassi.

3. Chiarezza mentale: impegnarsi nell'esercizio fisico e nel rilassamento guidato migliora la chiarezza mentale, consentendo un atteggiamento più concentrato e presente nel momento. Gli anziani che desiderano migliorare la propria salute mentale e le funzioni cognitive generali troveranno questo estremamente vantaggioso.

4. Per gli anziani che desiderano mantenere la propria libertà di movimento, le tecniche di rilassamento possono migliorare la flessibilità promuovendo un leggero allungamento e rilasciando i muscoli tesi.

5. Benessere emotivo: dopo l'attività fisica, il rilassamento guidato può ridurre la possibilità di ansia o depressione favorendo la stabilità emotiva e la resilienza.

Come eseguire il rilassamento guidato per favorire il recupero dopo l'esercizio

Di seguito una guida dettagliata al rilassamento guidato dopo l'allenamento:

1. Trova un posto tranquillo dove puoi sederti o sdraiarti senza essere disturbato. Abbassa le luci, ascolta della musica rilassante o ascolta i suoni della natura, se lo desideri.

2. Scegli una posizione comoda in cui sederti o sdraiarti. Puoi usare il letto, una sedia comoda o un tappetino da yoga. Chiudi gli occhi e fai qualche respiro profondo per scoprire il tuo nucleo.

3. Presta attenzione al tuo respiro per un po'. Espira lentamente attraverso la bocca dopo aver fatto un respiro profondo attraverso il naso che fa sollevare l'addome. Continua a farlo finché il tuo corpo non inizia a rilassarsi.

4. Procedi lungo il corpo, iniziando dalla punta dei piedi. Trascorri alcuni secondi tendendo ciascun gruppo muscolare, quindi rilassati e lascia che la tensione si allenti. Ad esempio, tendi le dita dei piedi, tienile per un secondo e poi rilassati. I tuoi piedi dovrebbero venire per primi, seguiti dai polpacci, dalle cosce e dalla testa.

5. Una volta che il tuo corpo è a suo agio, visualizza un ambiente calmo. Immaginati in un luogo sereno, come una montagna, una spiaggia o un bosco. Consenti alla tua mente di immergersi completamente nell'esperienza immaginando i suoni, gli odori e le sensazioni di quel luogo.

6. Se lo desideri, puoi utilizzare un copione o un'audioguida per rilassarti. Questi possono offrire istruzioni dettagliate e gentili promemoria per aiutarti a rilassarti ancora di più.

Cerca registrazioni progettate appositamente per il recupero dopo l'esercizio.

7. Mentre ti rilassi, continua a fare respiri profondi e regolari. Fai quattro respiri, trattienili per quattro conteggi e poi rilasciali per quattro conteggi. Mantieni questo ritmo, lasciando che il tuo respiro sia al centro dell'attenzione.

8. Crea un'intenzione di guarigione mentre dormi. Potrebbe trattarsi di un semplice riconoscimento del lavoro che metti nel tuo allenamento o di un'affermazione. Ad esempio, "Rispetto il mio corpo e la sua capacità di recupero" o anche "Sono grato per la mia forza d'animo e tenacia".

9. Dovrebbero essere trascorsi almeno dieci-quindici minuti in questo stato pacifico. Sentiti libero di estendere la tua pratica se hai più tempo. I benefici aumenteranno con la quantità di tempo che dedichi al relax.

10. Riporta lentamente la tua attenzione al presente quando sei pronto per concludere la sessione. Allunga delicatamente il corpo, muovi le dita delle mani e dei piedi e apri lentamente gli occhi. Dedica un po' di tempo a valutare i tuoi sentimenti prima di alzarti o muoverti.

Per la riabilitazione post-esercizio, il rilassamento guidato è una tattica utile, soprattutto per gli anziani che desiderano mantenere la stabilità, l'equilibrio e il benessere generale. Puoi migliorare la lucidità mentale, ridurre lo stress e incoraggiare il recupero fisico incorporando questa pratica nella tua routine. I vantaggi del rilassamento guidato possono aiutarti ad adottare un approccio più pacifico e completo al tuo viaggio verso la salute e il fitness, indipendentemente dal fatto che utilizzi il rilassamento muscolare progressivo, immagini visive o script guidati. Dopo l'allenamento, prendersi del tempo per rilassarsi crea le basi per progressi futuri e una migliore qualità della vita.

CAPITOLO 4: ESERCIZI SEMPLICI DI EQUILIBRIO PER SENIORS

Livello principiante

1. Sollevamento del tallone stando in piedi (con supporto)

Istruzioni:

1. Aggrappati a una sedia per sostenerti mentre ti trovi dietro di essa.
2. Sali sugli avampiedi sollevando lentamente i talloni.
3. Scendere di nuovo in modo controllabile. Fallo 15-20 volte.

Vantaggi:

- Aumenta la resistenza alla camminata rafforzando i polpacci.
- Migliora la flessibilità della caviglia, importante per l'equilibrio.

2. Sollevamento del tallone su una gamba (con supporto)

Istruzioni:

1. Sostenetevi con una mano su una sedia.

2. Sollevare il tallone della gamba in piedi e sollevare un piede da terra.

3. Abbassa ciascuna gamba e ripeti dieci ripetizioni.

Vantaggi:
- Migliora l'equilibrio di una gamba rafforzando i polpacci.
- Diminuisce la possibilità di cadute migliorando la stabilità della caviglia.

3. Dondolarsi avanti e indietro mentre si riceve assistenza

Istruzioni:
1. Tieni una sedia tra le mani.
2. Dondolati sui talloni dopo aver spostato il peso sulle dita dei piedi.
3. Fallo 15-20 volte.

Vantaggi:
- Migliora l'equilibrio rafforzando le caviglie.
- Migliora la propriocezione o la consapevolezza della posizione del proprio corpo.

4. Posizione Tandem (con assistenza)

Istruzioni:
1. Tieni una sedia stando in piedi con un piede davanti all'altro.

2. Cambiare piede dopo aver mantenuto la posizione per 10-30 secondi.

Vantaggi:
- Riduce la base di appoggio, che mette alla prova l'equilibrio.
- Aumenta la stabilità dei muscoli della parte inferiore della gamba.

5. Posizione ristretta (nessuna assistenza)

Istruzioni:
1. Metti le mani lungo i fianchi e i piedi vicini.
2. Mantieni la posizione per 10-30 secondi prestando attenzione al tuo equilibrio.

Vantaggi:
- Promuove un migliore equilibrio utilizzando i muscoli centrali.
- Rafforza le gambe, il che aiuta con la stabilità.

6. Stare in piedi con uno spostamento del peso da un lato all'altro

Istruzioni:
1. Tieni una sedia stando in piedi con i piedi alla larghezza dei fianchi.

2. Sollevare leggermente il piede opposto spostando il peso su un lato.
3. Esegui 15-20 ripetizioni su lati alternati.

Vantaggi:
- Promuove la stabilità rafforzando i muscoli dell'anca e delle gambe.
- Migliora l'equilibrio, necessario per le attività quotidiane.

7. Stare su una gamba (con supporto)

Istruzioni:
1. Tieni una sedia in una mano stando in piedi dietro di essa.
2. Per dieci o trenta secondi, solleva un piede mantenendo l'equilibrio sull'altro.
3. Ripeti dopo aver cambiato gamba.

Vantaggi:
- Aumenta la stabilità e la forza nella parte inferiore del corpo.
- Promuove la flessibilità delle gambe e delle caviglie, riducendo il rischio di cadute.

8. Sollevamento delle dita dei piedi stando in piedi (con supporto)

Istruzioni:

1. Tieni una sedia per mantenere l'equilibrio stando in piedi con i piedi alla larghezza dei fianchi.
2. Tieni i talloni sul pavimento e solleva le dita dei piedi.
3. Per 15-20 ripetizioni, abbassa e ripeti.

Vantaggi:

- Aumenta la massa muscolare della parte inferiore della gamba, favorendo la stabilità.
- Rafforza le caviglie, che è importante per l'andatura e l'equilibrio.

9. Piegare leggermente il ginocchio (con supporto)

Istruzioni:

1. Posiziona i piedi alla larghezza dei fianchi e mettiti dietro una sedia.
2. Mantieni la schiena dritta mentre tieni la sedia e pieghi leggermente le ginocchia.
3. Rimettiti in piedi. Ripeti da dieci a quindici volte.

Vantaggi:

- Promuove la stabilità articolare rafforzando il ginocchio e le cosce.
- Aumenta l'elasticità del ginocchio, facilitando i movimenti pratici.

10. Piegarsi lateralmente mentre si è seduti

Istruzioni:

1. Prendi un posto alto su una sedia con le braccia lungo i fianchi e i piedi appoggiati a terra.

2. Per supporto, posiziona la mano destra sul lato della sedia.
3. Raggiungi il soffitto con il braccio sinistro sollevato sopra la testa.
4. Allunga il lato sinistro del busto piegandolo leggermente a destra. Per 15-30 secondi, tieni premuto.
5. Torna al centro e scambia i lati. Per ciascun lato, ripetere tre volte.

Vantaggi:

- Aumenta la gamma di movimento e la flessibilità della colonna vertebrale.
- Rafforza la stabilità del core rafforzando i muscoli obliqui.

11. Spostamento del peso da seduti (da lato a lato)

Istruzioni:

1. Metti le mani sulle ginocchia e siediti con la posizione eretta con i piedi divaricati alla larghezza dei fianchi.
2. Solleva leggermente l'anca sinistra dalla sedia spostando il peso sull'anca destra.
3. Ritorna al centro dopo aver mantenuto la posizione per un breve periodo.
4. Ripeti dopo esserti spostato a sinistra. Fai da dieci a quindici turni su ciascun lato.

Vantaggi:

- Migliora la stabilità del core, che è cruciale per l'equilibrio.
- Aumenta la forza dell'anca, riducendo il rischio di cadute.

12. Inclinazione pelvica mentre si è seduti avanti e indietro

Istruzioni:
1. Posiziona i piedi alla larghezza dei fianchi e siediti sul bordo di una sedia.
2. Inarca leggermente la parte bassa della schiena e inclina il bacino in avanti.
3. Successivamente, arrotonda la parte bassa della schiena inclinandola all'indietro.
4. Ripeti da dieci a quindici volte, con attenzione e lentamente.

Vantaggi:
- Riduce lo stress della parte bassa della schiena aumentando la flessibilità pelvica.
- Migliora la postura rafforzando la parte bassa della schiena e i muscoli centrali.

13. 1 marzo

Istruzioni:
1. Assumi una posizione alta e appoggia i piedi a terra.
2. Alza e poi abbassa il ginocchio destro verso il petto.

3. Continua per 30-60 secondi, passando al ginocchio sinistro.

Vantaggi:
- Migliora la mobilità rafforzando i flessori dell'anca.
- Rafforza il core, migliorando l'equilibrio e la stabilità.

14. Seduto in avanti, raggiungi

Istruzioni:
1. Metti le braccia sulle cosce e siediti con i piedi appoggiati sul pavimento.
2. Piegati in avanti ed estendi le mani a terra.
3. Ritorna a sederti con la posizione eretta dopo aver mantenuto la posizione per un po'. Fallo dieci volte.

Vantaggi:
- Aumenta la mobilità della colonna vertebrale rafforzando i muscoli della schiena.
- Migliora la stabilità e l'equilibrio rafforzando il core.

15. Rotazione del corpo seduto

Istruzioni:
1. Tieni i lati della sedia mentre sei seduto con i piedi appoggiati.

2. Mantenendo una posizione ferma dell'anca, ruotare il busto
   da un lato.
3. Cambiare lato dopo una breve presa e ritornare al centro.
   Fallo dieci volte.

Vantaggi:

- Aumenta la flessibilità della parte superiore del corpo, il che è vantaggioso per la mobilità quotidiana.
- Migliora l'equilibrio attivando i muscoli centrali.

Livello intermedio

1. Camminare sui talloni

Istruzioni:

1. Assumi una posizione alta e resta in equilibrio sui talloni sollevando le dita dei piedi.
2. Fai da dieci a quindici passi avanti sui talloni, quindi raddrizzati.

Vantaggi:

- Migliora la stabilità del piede rafforzando i muscoli della parte inferiore delle gambe.
- Aumenta la consapevolezza corporea migliorando la propriocezione.

2. Passeggiata in tandem dal tallone ai piedi

Istruzioni:

1. Posiziona un piede, dal tallone alla punta, direttamente davanti all'altro.
2. Fai un passo avanti, premendo le dita del piede anteriore contro il tallone del piede posteriore.
3. Fai dieci passi mantenendo una linea tesa.

Vantaggi:

- Una posizione stretta migliora l'equilibrio.
- Migliora la stabilità rafforzando i muscoli delle gambe.

3. Protendersi in avanti (mantenendo una posizione stretta)

Istruzioni:
1. Avvicina i piedi l'uno all'altro.
2. Piegati leggermente in avanti e allunga le braccia davanti a te.
3. Ritorna in piedi dopo aver mantenuto la portata per alcuni secondi. Fallo dieci volte.

Vantaggi:
- Aumenta la stabilità del core, necessaria per l'equilibrio.
- Aumenta la flessibilità della colonna vertebrale e delle spalle.

4. Marciare senza assistenza

Istruzioni:
1. Assumi una posizione alta con le braccia lungo i fianchi e i piedi alla larghezza dei fianchi.
2. sollevare una gamba all'altezza dei fianchi, quindi sollevare l'altro ginocchio abbassando il primo.
3. Marcia sul posto per 30 secondi mentre cambi le ginocchia.

Vantaggi:

- Migliora la stabilità della camminata rafforzando i flessori dell'anca.
- Migliora l'equilibrio e la coordinazione.

5. Stand to Sit (con una gamba davanti a te)

Istruzioni:

1. Posiziona un piede leggermente in avanti mentre sei seduto su una sedia.
2. Mantenendo un piede davanti a te, piegati in avanti e spingiti in piedi.
3. Ritorna lentamente al tuo posto. Per ogni gamba, ripetere dieci volte.

Vantaggi:

- Supporta i movimenti quotidiani rafforzando le gambe e il core.
- Sfida la distribuzione del peso, migliorando l'equilibrio.

6. Squat (non supportato)

Istruzioni:

1. Stai con le braccia davanti a te e i piedi alla larghezza dei fianchi.

2. Abbassa i fianchi verso il pavimento piegando le ginocchia.

3. Torna in piedi e fallo da dieci a quindici volte.

Vantaggi:

- Promuove l'equilibrio rafforzando le gambe e il core.
- Rende le ginocchia e le anche più flessibili.

7. Stare su una gamba (con movimento della gamba libera)

Istruzioni:

1. Solleva leggermente una gamba mentre sei in piedi sull'altra.

2. Muovi la gamba sollevata avanti e indietro o descrivendo piccoli cerchi.

3. Cambia gamba dopo aver tenuto premuto per dieci-quindici secondi.

Vantaggi:

- Aumenta la stabilità articolare e la forza delle gambe.
- Migliora l'equilibrio e mette alla prova la coordinazione.

8. Piegamento del ginocchio su una gamba

Istruzioni:

1. Piega leggermente il ginocchio stando in piedi su una gamba.

2. Scendi di un paio di centimetri, poi rialzati.

3. Dopo dieci ripetizioni, cambia gamba.

Vantaggi:

- Rafforza i muscoli del ginocchio e della coscia.
- Riduce il rischio di cadute migliorando la stabilità della gamba singola.

9. Da seduto a seduto (non supportato)

Istruzioni:

1. Posiziona i piedi alla larghezza dei fianchi e siediti sul bordo di una sedia.
2. Senza usare le mani, alzati incrociando le braccia sul petto.
3. Siediti di nuovo lentamente. Fallo dieci volte.

Vantaggi:

- Aumenta la forza della parte inferiore del corpo, necessaria per il movimento.
- Promuove l'autosufficienza supportando le attività quotidiane.

10. Sollevamento del tallone su una gamba (con supporto leggero)

Istruzioni:

1. Per un supporto leggero, posiziona la punta delle dita su una sedia.
2. Alzare il tallone del piede in piedi sollevando un piede.
3. Abbassa ciascuna gamba dieci volte, quindi ripeti.

Vantaggi:

- Aumenta la stabilità e la forza dei vitelli.
- Aumenta l'elasticità della caviglia, favorendo l'equilibrio.

11. Sollevamenti delle gambe laterali (con supporto)

Istruzioni:

1. Tieni una sedia come supporto mentre ti trovi accanto ad essa.
2. Senza inclinare il busto, sollevare una gamba di lato.
3. Abbassa ciascuna gamba da dieci a quindici volte, quindi ripeti.

Vantaggi:

- Promuove la stabilità laterale rafforzando i fianchi e l'esterno delle cosce.
- Aumenta l'elasticità dell'anca, favorendo l'equilibrio.

12. Posizione Tandem (nessuna assistenza)

Istruzioni:

1. Posiziona un piede davanti all'altro in modo che il tallone tocchi la punta.
2. Cambia piede dopo aver mantenuto la posizione per 10-30 secondi.

Vantaggi:

- Migliora la stabilità e mette alla prova l'equilibrio.
- Migliora la mobilità rafforzando la parte inferiore delle gambe.

13. Posizione stretta (con rotazione del collo)

Istruzioni:

1. Stai con le braccia rilassate e i piedi vicini.
2. Ruota lentamente la testa avanti e indietro.
3. Mantieni la posizione, prestando attenzione alla stabilità, per 10-30 secondi.

Vantaggi:

- Aumenta la forza e la stabilità delle gambe.
- Aggiunge il movimento della testa, rendendo più difficile l'equilibrio.

14. Stare su una gamba (senza supporto)

Istruzioni:

1. Sollevare un piede da terra e stare in posizione eretta.
2. Cambia gamba dopo aver mantenuto la posizione per 10-30 secondi.

Vantaggi:

- Migliora l'equilibrio, fondamentale per evitare cadute.
- Aumenta la resistenza e la forza delle gambe.

15. Camminare sulle punte

Istruzioni:

1. Assumi una posizione alta e resta in equilibrio sulle punte dei piedi sollevando i talloni.
2. Fai dai dieci ai quindici passi avanti in punta di piedi.

Vantaggi:

- Migliora l'equilibrio rafforzando caviglie e polpacci.
- Aumenta la flessibilità della parte inferiore delle gambe, favorendo il movimento.

16. Posizione in tandem (con supporto leggero e rotazione del collo)

Istruzioni:

1. Tieni leggermente una sedia stando in piedi con un piede davanti all'altro.
2. Mantenendo l'equilibrio, gira la testa da un lato all'altro.
3. Cambia piede dopo aver tenuto premuto per 10-20 secondi.

Vantaggi:

- Promuove l'equilibrio aumentando la stabilità della parte inferiore del corpo.
- Introduce il movimento del collo, che mette alla prova la propriocezione.

Livello avanzato

1. Stand su una gamba (con movimento degli occhi)

Istruzioni:

1. Stare su una gamba, con l'altra gamba leggermente sollevata.
2. Muovi gli occhi da un lato all'altro o su e giù per testare il tuo equilibrio.
3. Mantieni la posizione per 10-30 secondi prima di cambiare gamba.

Vantaggi:

- Migliora la propriocezione e l'equilibrio durante la distrazione visiva.
- Rafforza i muscoli stabilizzatori della gamba in piedi.

2. Camminata in tandem punta-tallone (all'indietro)

Istruzioni:

1. Stai con un piede direttamente dietro l'altro, dal tallone alla punta.
2. Fai dei passi lenti e all'indietro, con il tallone del piede posteriore contro le dita di quello anteriore.
3. Ripeti per dieci passi, concentrandoti sul mantenimento dell'equilibrio.

Vantaggi:

- Migliora la forza muscolare, l'equilibrio e la coordinazione della parte inferiore del corpo.
- Migliora la stabilità sfidando il corpo in uno schema di movimento insolito.

3. Camminata in tandem (con rotazione del collo)

Istruzioni:

1. Stai con un piede direttamente davanti all'altro, dal tallone alla punta.
2. Mantieni l'equilibrio ruotando lentamente la testa da un lato e poi dall'altro.
3. Cammina in linea retta per una decina di passi, concentrandoti sul mantenimento dell'equilibrio mentre giri la testa.

Vantaggi:

- Migliora l'equilibrio e la stabilità mettendo alla prova la coordinazione.
- Migliora la flessibilità del collo e la propriocezione, essenziali per mantenere la stabilità.

4. Stand su una gamba (con movimento del braccio)

Istruzioni:

1. Stare su una gamba, quindi sollevare la gamba opposta da terra.
2. Mantieni l'equilibrio estendendo le braccia ai lati o sopra la testa.
3. Mantieni la posizione per 10-30 secondi prima di cambiare gamba. Muovi le braccia in piccoli cerchi o su e giù per aggiungere difficoltà.

Vantaggi:

- Rafforza i muscoli stabilizzatori delle gambe in piedi.
- Aumenta l'equilibrio e la coordinazione incorporando esercizi per le braccia.

5. Mini Affondi (posizione barcollante con piegatura del ginocchio)

Istruzioni:

1. Stai con un piede in avanti e l'altro indietro, con il tallone posteriore sollevato.
2. Piega il ginocchio anteriore mantenendo la gamba posteriore dritta, quindi abbassa leggermente il corpo.
3. Ritorna alla posizione iniziale, ripetendo 10 volte per gamba.

Vantaggi:

- Rafforza i muscoli delle gambe, compresi quadricipiti e glutei.
- Migliora l'equilibrio e la stabilità con movimenti controllati.

6. Camminare fianco a fianco

Istruzioni:

1. Stai in piedi, con i piedi alla larghezza dei fianchi.
2. Fai un passo a destra e avvicina il piede sinistro al destro.
3. Ripeti sul lato sinistro. Continua il movimento laterale per 30 secondi.

Vantaggi:

- Migliora la stabilità laterale e la forza delle gambe.
- Migliora la coordinazione e l'equilibrio attraverso il movimento dinamico.

7. Piegamento del ginocchio a gamba singola (con supporto leggero)

Istruzioni:

1. Stare su una gamba, con una sedia o un piano di lavoro che fornisca un supporto leggero.
2. Piega leggermente il ginocchio della gamba in piedi per abbassare il busto di qualche centimetro.

3. Ritorna alla posizione iniziale, ripetendo 10 volte per gamba.

Vantaggi:
- Rafforza i muscoli delle ginocchia e delle gambe per una migliore stabilità.
- Migliora l'equilibrio enfatizzando la distribuzione del peso.

8. 360 gradi

Istruzioni:
1. Stai con i piedi alla larghezza dei fianchi.
2. Ruota lentamente il corpo descrivendo un cerchio completo mentre guardi sopra ciascuna spalla.
3. Ripeti il giro 3-5 volte, concentrandoti sull'equilibrio.

Vantaggi:
- Migliora l'equilibrio e la coordinazione durante i movimenti circolari.
- Migliora la stabilità sfidando il tuo senso dell'orientamento.

9. Squat Hold (senza supporto)

Istruzioni:
1. Stai con i piedi alla larghezza delle spalle.

2. Abbassati in una posizione tozza con le ginocchia dietro le dita dei piedi.

3. Squat per 10-30 secondi prima di tornare in piedi.

Vantaggi:

- Migliora la forza delle gambe e del core, portando ad una maggiore stabilità.
- Migliora la resistenza e l'equilibrio in una posizione funzionante.

10. Stand su una gamba (occhi chiusi)

Istruzioni:

1. Stare su una gamba e sollevare leggermente l'altro piede da terra.

2. Chiudi gli occhi e mantieni questa posizione per 10-30 secondi prima di cambiare gamba.

Vantaggi:

- Migliora l'equilibrio riducendo l'input visivo.
- Rafforza i muscoli stabilizzatori della gamba in piedi.

11. Camminata in tandem tallone-punta

Istruzioni:

1. Stai con un piede direttamente davanti all'altro, dal tallone
   alla punta.
2. Cammina in avanti con il tallone del piede posteriore a
   contatto con le dita del piede anteriore.
3. Ripeti per dieci passi, concentrandoti sul mantenimento
   dell'equilibrio.

Vantaggi:
- Migliora l'equilibrio e la coordinazione con una posizione
  più stretta.
- Rafforza i muscoli delle gambe e aumenta la stabilità.

12. Squat (senza supporto)

Istruzioni:
1. Stai con i piedi alla larghezza delle spalle.
2. Accovacciati con la schiena dritta e il petto in alto.
3. Ritorna in piedi e ripeti per 10-15 ripetizioni.

Vantaggi:
- Aumenta la forza della parte inferiore del corpo, essenziale
  per la stabilità e la mobilità.
- Aumenta la flessibilità delle anche e delle ginocchia.

13. Sollevamenti dallo squat al tallone (senza supporto)

Istruzioni:

1. Stai con i piedi alla larghezza delle spalle.
2. Accovacciati e, mentre ti alzi, stacca i talloni da terra.
3. Ritorna in posizione eretta ed esegui 10-15 ripetizioni.

Vantaggi:

- Rafforza sia i polpacci che le cosce contemporaneamente.
- Migliora la coordinazione e la stabilità con i movimenti composti.

14. Supporto a gamba singola (con rotazione del busto)

Istruzioni:

1. Stare su una gamba e tenere un oggetto leggero (come una palla) all'altezza del petto.
2. Resta in equilibrio su una gamba e ruota il busto da un lato all'altro.
3. Mantieni la posizione per 10-30 secondi e poi cambia gamba.

Vantaggi:

- Aumenta la stabilità del core e migliora l'equilibrio.
- Il movimento mette alla prova la tua coordinazione e il controllo muscolare.

15. Marcia permanente (con pause)

Istruzioni:

1. Stai in piedi, con i piedi alla larghezza dei fianchi.
2. Marcia sul posto, portando le ginocchia all'altezza dei fianchi.

3. Fai una leggera pausa dopo ogni sollevamento per migliorare l'equilibrio. Continua per 30 secondi.

Vantaggi:
- Migliora i flessori dell'anca e migliora la coordinazione.
- Aumenta l'equilibrio inserendo pause.

16. Camminare all'indietro (con rotazione del collo)

Istruzioni:
1. Stai in piedi e fai piccoli passi indietro.
2. Mentre cammini, gira la testa e guarda oltre ciascuna spalla.
3. Cammina all'indietro per circa 10 passi mantenendo il controllo.

Vantaggi:
- Migliora l'equilibrio e la coordinazione.
- Rafforza i muscoli della parte inferiore del corpo, in particolare i muscoli posteriori della coscia.

CAPITOLO 5: STABILIRE UN PROGRAMMA DI SALDO PERSONALIZZATO E MONITORARE I RISULTATI

Come creare un calendario settimanale equilibrato

Creare una routine settimanale equilibrata è essenziale per gli anziani che desiderano migliorare la propria salute generale, in particolare in termini di equilibrio, stabilità e indipendenza. Con il supporto di un piano ben ponderato, le persone possono integrare in modo efficiente l'esercizio fisico nella loro vita quotidiana, monitorare i propri progressi e mantenere l'organizzazione. Questa guida completa aiuterà gli anziani a creare un programma settimanale completo che incoraggi il divertimento, la sicurezza e la salute fisica.

1. Valuta il tuo livello di forma fisica

È importante valutare il tuo attuale livello di forma fisica prima di iniziare un nuovo regime. Questa valutazione ti aiuterà a identificare le tue aree di forza e crescita. Pensa alle seguenti domande:

- Quanto sono attivo in questo momento? Ora conduci uno stile di vita sedentario o fai spesso attività fisica?
- Al momento ho qualche problema di salute? Per informazioni su eventuali restrizioni o misure di sicurezza relative all'esercizio fisico, parla con il tuo medico.
- Quali hobby mi divertono? Essere consapevoli delle tue preferenze può renderti più facile rispettare il tuo orario.

Prendendoti il tempo necessario per valutare questi fattori, creerai una solida base per la tua abitudine.

2. Stabilire obiettivi raggiungibili e inequivocabili

Stabilire obiettivi chiari e raggiungibili è la fase successiva dopo aver valutato il tuo attuale livello di forma fisica. Questi obiettivi offriranno indicazioni e ricompense. Tieni in considerazione i seguenti criteri SMART durante la creazione degli obiettivi:

- Specifico: specifica il tuo obiettivo (ad esempio "Voglio migliorare il mio equilibrio").
- Misurabile: stabilisci un piano per monitorare il tuo sviluppo (ad esempio, "Mi eserciterò a stare su una gamba per 30 secondi").

- Raggiungibile: verifica che i tuoi obiettivi rientrino nel tuo attuale range di forma fisica.
- Rilevante: assicurati che i tuoi obiettivi siano significativi per te. Ad esempio: "Voglio poter camminare senza supporto"
- Limitato nel tempo: assegna una data di scadenza ai tuoi obiettivi, ad esempio "Voglio finirlo entro tre mesi".

"Farò esercizi di equilibrio per 30 minuti tre volte a settimana per il prossimo mese" è un esempio di obiettivo.

3. Crea un piano settimanale

Stabilire un programma settimanale è un primo passo fondamentale nello sviluppo di una routine sana. Puoi includere una serie di esercizi incentrati su forza, flessibilità ed equilibrio in una routine ben organizzata. Ecco come prepararsi:

Dedica giorni specifici a ogni tipo di esercizio.
- Prova a fare allenamento per la forza due o tre giorni alla settimana. Concentrati sugli esercizi che rafforzeranno la parte superiore del corpo, le gambe e il core.
- Prova a fare esercizi di equilibrio almeno due o tre volte a settimana. Puoi includere questi allenamenti nella tua routine di allenamento per la forza.

- Fai stretching o pratica yoga almeno due o tre volte a settimana per aumentare la flessibilità e ridurre la rigidità.
- Da tre a cinque giorni alla settimana, esegui esercizi cardiovascolari leggeri come andare in bicicletta o camminare. Ogni settimana, prova a fare almeno 150 minuti di esercizio fisico di intensità moderata.

4. Includi varietà

Cambia la tua routine per rimanere motivato e prevenire la noia. Pur mantenendo coinvolgente il tuo allenamento, puoi utilizzare diversi esercizi per colpire diverse aree muscolari. Ecco alcuni suggerimenti:

- Prova a pedalare, nuotare, camminare o utilizzare una macchina ellittica per variare il tuo regime aerobico.
- Usa fasce di resistenza, pesi o esercizi a corpo libero come affondi e squat per variare l'allenamento della forza.
- Cerca programmi di fitness locali coinvolgenti e divertenti, come acquagym, tai chi o yoga sulla sedia.

Puoi concentrarti su diversi aspetti del fitness mantenendo una routine coinvolgente combinando diverse attività.

5. Presta attenzione al tuo corpo

Quando crei il tuo regime, è importante prestare attenzione al tuo corpo. Osserva i tuoi sentimenti sia durante che dopo l'allenamento. Alcune cose cruciali a cui pensare sono:

- Quando necessario, prenditi una pausa per consentire al tuo corpo di guarire. Prenditi una pausa o modifica la tua routine se ti senti stanco o dolorante.
- Se un esercizio è troppo difficile, cambialo. Ad esempio, prova a stare in piedi su una gamba sola con l'aiuto se lo trovi troppo impegnativo.
- Per rimanere idratato, soprattutto durante le attività impegnative, bere acqua prima, durante e dopo l'esercizio.

Essere consapevoli dei segnali del proprio corpo è essenziale per prevenire infortuni e godersi l'esercizio.

6. Monitora i tuoi progressi

Mantenere un programma equilibrato richiede di tenere traccia dei tuoi risultati. Mantenere un registro dei tuoi allenamenti ti aiuterà a rimanere motivato e a monitorare i tuoi progressi. Ecco diversi metodi per monitorare il tuo sviluppo:

- Tieni un diario: annota i tuoi allenamenti, comprese le attività, il tempo che hai dedicato a eseguirli e le tue sensazioni post-allenamento.
- Utilizza fitness tracker o app: molte app ti consentono di impostare obiettivi, registrare le tue attività e monitorare i tuoi progressi.
- Stabilisci check-in frequenti: organizza valutazioni settimanali o mensili per accertare quanto stai raggiungendo i tuoi obiettivi. Adatta il tuo regime ai tuoi progressi, se necessario.

7. Rimani ispirato

Mantenersi motivati è essenziale per seguire la propria routine. Le seguenti strategie ti aiuteranno a rimanere interessato:

- Trova un compagno di allenamento: l'esercizio può essere più divertente e responsabile se svolto con un compagno.
- Iscriviti a un corso di gruppo: favorendo la connessione sociale, i corsi di fitness comunitari possono aumentare la motivazione.
- Celebra i tuoi traguardi: sii orgoglioso dei tuoi risultati, non importa quanto piccoli. Regalati un bel regalo o il tuo passatempo preferito come ricompensa.

8. Metti la sicurezza al primo posto

La preoccupazione principale dovrebbe sempre essere la sicurezza, soprattutto per gli anziani. Per creare uno spazio di allenamento sicuro, prendere in considerazione le seguenti raccomandazioni:

- Seleziona luoghi sicuri: assicurati che lo spazio sia libero da ostacoli e pericoli, sia che tu lo stia facendo a casa o in palestra.
- Indossa le scarpe giuste: investi in scarpe che migliorano la trazione e di supporto.
- Usa il supporto quando necessario: per garantire la tua sicurezza durante gli allenamenti, non aver paura di usare sedie, pareti o altri supporti.

9. Sii adattivo e flessibile

Sii pronto a modificare il tuo programma secondo necessità perché la vita può essere imprevedibile. Se devi cambiare il tuo regime o saltare un'attività, non arrenderti. Concentrati sul tornare in rotta il prima possibile.

Stabilire un programma settimanale completo è un investimento prudente per la salute e il benessere. Determinando il tuo livello di forma fisica, fissando obiettivi ragionevoli, pianificando il tuo programma, aggiungendo varietà e mettendo la sicurezza al primo posto, puoi sviluppare un'abitudine duratura che migliora l'equilibrio, la stabilità e la qualità generale della vita. Tieni presente che la perseveranza è fondamentale e che anche il più piccolo sforzo contribuisce a vantaggi per la salute a lungo termine.

Motivazione a persistere per guadagni a lungo termine

Stabilire una routine settimanale equilibrata per la forma fisica, in particolare per migliorare la stabilità, l'equilibrio e la salute generale, può essere difficile. Tuttavia, la chiave del successo è comprendere i vantaggi a lungo termine e trovare la spinta per attenersi alla propria routine. Ecco alcune idee e metodi costruttivi per mantenerti motivato e trarre vantaggio dal tuo lavoro a lungo termine.

1. Riconoscere quanto sia cruciale la coerenza

Raggiungere qualsiasi obiettivo di fitness richiede coerenza. Migliorerai più ti eserciterai. Nel corso del tempo, l'esercizio fisico regolare consente al tuo corpo di cambiare e crescere. Tieni presente che sforzi piccoli e costanti portano a grandi guadagni. Non importa quanto piccolo, ogni allenamento contribuisce al tuo progresso totale.

2. Invece di concentrarti solo sull'obiettivo finale, abbraccia il viaggio

Goditi il viaggio piuttosto che concentrarti solo sul raggiungimento di risultati particolari. Goditi il viaggio verso una migliore mobilità, equilibrio e forma fisica. Puoi rimanere motivato e goderti il tuo programma riconoscendo piccole vittorie, come finire un allenamento o padroneggiare un nuovo esercizio.

3. Riconosci i tuoi risultati

Nota eventuali miglioramenti nella tua forza, sicurezza ed equilibrio mentre continui a monitorare il tuo sviluppo. Riconoscere i tuoi successi, non importa quanto piccoli, può aumentare la tua spinta. Pensa a tenere un diario o utilizzare un'app per tenere traccia dei tuoi allenamenti, obiettivi e sensazioni post-esercizio. Ripensare ai tuoi risultati può aiutarti a ricordare perché hai iniziato e ispirarti a continuare.

4. Individuare una rete di supporto

Cerca un compagno di allenamento o circondati di persone incoraggianti. Responsabilità e ispirazione possono essere ottenute discutendo i tuoi obiettivi e le tue esperienze con i tuoi cari, amici o gruppi di esercizi. Il sostegno degli altri potrebbe migliorare la tua vacanza e motivarti a mantenere i tuoi obiettivi.

5. Apporta modifiche alla tua routine

Le tue esigenze e i tuoi interessi potrebbero cambiare man mano che invecchi. Per mantenere le cose interessanti e divertenti, sii aperto a modificare la tua routine. Trova nuovi esercizi, corsi o attività all'aperto che ti manterranno interessato e stimolato. La diversità può mantenerti motivato sia che tu stia frequentando un corso comunitario o provando un nuovo esercizio di equilibrio.

6. Considera i vantaggi che vanno oltre il fitness

Oltre a migliorare solo la salute fisica, l'esercizio fisico regolare presenta molti altri vantaggi. Una maggiore indipendenza, una minore possibilità di cadere e una maggiore fiducia nei compiti quotidiani possono essere ottenuti migliorando la forza e l'equilibrio. Inoltre, l'attività fisica è stata collegata a un miglioramento della salute mentale, inclusa la riduzione dell'ansia, un umore elevato e un miglioramento delle prestazioni cognitive. La tua spinta a continuare il programma potrebbe aumentare se ricordi a te stesso questi vantaggi onnicomprensivi.

7. Stabilisci nuovi obiettivi

Una volta raggiunti i tuoi obiettivi iniziali, pensa a stabilirne di nuovi per metterti alla prova ancora di più. La tua motivazione può essere aumentata fissando nuovi obiettivi, come provare una nuova lezione di fitness, padroneggiare esercizi più difficili o allungare o intensificare gli allenamenti. Potresti essere ispirato a restare fedele ai tuoi obiettivi dal senso di realizzazione che provi nel raggiungerli.

8. Pensa a come influenzerà la tua qualità di vita nel lungo periodo

Investire oggi nel tuo benessere fisico ti ripagherà in seguito. Una migliore qualità della vita può derivare da una migliore forza ed equilibrio, il che rende più facile viaggiare, impegnarsi in hobby e godersi attività con i propri cari. Vedere i vantaggi di condurre uno stile di vita sano può costituire un potente incentivo per attenersi alla propria routine.

9. Sii gentile con te stesso

In questo percorso tratta te stesso con gentilezza. È abbastanza normale avere giorni in cui sei meno ispirato o incontri difficoltà. Pratica l'autocompassione anziché l'autocritica. Comprendi che ogni sforzo è importante e che prendersi dei giorni liberi va bene. Concentrati sul ritrovare la concentrazione e sul ricordare a te stesso i tuoi risultati.

10. Consultare un professionista

Consulta un esperto di fitness se non sei sicuro di come iniziare o desideri migliorare la tua routine. Un fisioterapista o un personal trainer può aiutarti a personalizzare la tua routine di esercizi per adattarla alle tue esigenze e ai tuoi obiettivi specifici. Il loro background potrebbe aumentare la tua autostima e garantire che ti alleni in modo sicuro e corretto.

Per gli anziani, creare e sostenere una sana routine settimanale può avere vantaggi significativi a lungo termine. Puoi progettare un percorso di fitness duraturo e soddisfacente apprezzando il bisogno di coerenza, essendo orgoglioso dei tuoi risultati, cercando una guida e concentrandoti su cambiamenti olistici. Tieni presente che ogni azione che intraprendi per migliorare la tua salute si traduce in una vita più vivace e soddisfacente. Per raggiungere maggiore stabilità, equilibrio e benessere, abbraccia il processo, rimani coinvolto e goditi il viaggio.

CONCLUSIONE

Quando arriviamo alla fine di questo libro, fermati a riflettere su quanto hai imparato, praticato e migliorato la tua postura, stabilità ed equilibrio. Ora hai un kit di strumenti che ti consentirà di affrontare ogni giorno con un ritrovato senso di sicurezza, forza e indipendenza: non si tratta solo di allenamenti.

Ci vuole molto più del semplice sforzo fisico per migliorare il tuo equilibrio. Potresti ottenere di più in questo viaggio con meno stress e preoccupazioni per i possibili pericoli, il che migliora la qualità della tua vita. In ogni capitolo hai acquisito progressivamente le abilità necessarie per affrontare le sfide tipiche affrontate dagli anziani, come la mobilità ridotta, il rischio di cadute e una postura scorretta. Avresti dovuto essere motivato a dare priorità all'equilibrio nella tua vita quotidiana dai concetti e dalle attività presentati in questo libro, che offre anche strategie per aiutarti a rimanere sulla rotta mentre cresci.

L'allenamento dell'equilibrio è uno sforzo che dura tutta la vita. Trovare l'equilibrio nella vita reale richiede pazienza e perseveranza, proprio come ogni capitolo di questo libro ti ha fornito tattiche utili. La stabilità del tuo corpo migliora grazie agli esercizi che hai imparato, che vanno da semplici attività sedute a esercizi più complessi in piedi.

Ricorda che il bilanciamento è un'abilità cruciale che ha un impatto diretto sulla tua sicurezza, indipendenza e sicurezza. Le basi di una vita più sana si rafforzano quando riaffermi il tuo impegno a eseguire questi esercizi regolarmente. Seguire le routine stabilite può aiutarti a diventare più stabile, ridurre il rischio di cadute, migliorare la postura e aumentare la gamma di movimento, tutti aspetti fondamentali per condurre una vita appagante e attiva.

La tua pratica del bilanciamento potrebbe aver acquisito ulteriore profondità dal capitolo sulle tecniche di respirazione. Queste tecniche di respirazione sono cruciali per promuovere l'attenzione e calmare la mente, ed entrambe possono essere molto utili quando si eseguono esercizi di equilibrio. Puoi rispondere in modo efficace e mantenere il controllo sincronizzando la respirazione e il movimento, il che ti rende più presente e consapevole delle posizioni e delle sensazioni del tuo corpo.

Abbraccia queste tecniche di respirazione come un'abilità permanente. Possono essere eseguiti ovunque e in qualsiasi momento, sia che tu stia aspettando in fila, seduto a casa o camminando nel parco. La respirazione può aiutarti a mantenere la compostezza, migliorare i tempi di reazione e mantenere il corpo e la mente sincronizzati. Indipendentemente dall'età o dall'abilità, queste tecniche ti aiuteranno a mantenere la stabilità e l'equilibrio man mano che invecchi.

Potresti aver notato che la capacità del tuo corpo di stabilizzarsi, bilanciarsi e rafforzarsi è migliorata man mano che avanzi nei livelli principiante, intermedio ed esperto degli esercizi. Ogni passo è stato attentamente progettato per spronarti e ispirarti, permettendoti di progredire alla tua velocità in modo sicuro ed efficiente. Che tu sia in piedi o seduto, ogni livello di esercizio si basa su quello precedente, consentendoti di migliorare gradualmente la tua abilità fisica e la tua sicurezza.

Ora che hai raggiunto questo traguardo, non aver paura di provare nuovi esercizi e tornare ai fondamentali. Anche semplici esercizi eseguiti regolarmente possono avere un grande impatto sull'equilibrio, che è un concetto dinamico. I muscoli, i riflessi e la coordinazione che supportano la stabilità vengono rafforzati quando si ritorna regolarmente a questi esercizi. Per mantenerti interessato e stimolante, cambia i tuoi allenamenti o apporta piccole modifiche man mano che aumenta la tua sicurezza.

Quando crei la tua routine di equilibrio personalizzata, hai le risorse per costruire una pratica settimanale adatta alle tue esigenze, obiettivi e stile di vita. Invece di sembrare un lavoro, un programma di equilibrio coerente dovrebbe sembrare un miglioramento nella tua vita. Potresti includere esercizi particolari nelle tue attività quotidiane o riscaldarti con alcuni allenamenti al mattino.

Monitorare il tuo sviluppo è un ottimo modo per rimanere ispirato e comprendere i tuoi progressi. Dal prendere oggetti su uno scaffale alto al camminare con sicurezza su un terreno sconosciuto o irregolare, anche piccoli aggiustamenti all'equilibrio, alla mobilità e alla flessibilità possono avere un grande impatto sulle tue attività quotidiane. Valuta regolarmente i tuoi progressi e riconosci ogni successo, sia che si tratti di completare un compito di equilibrio impegnativo o di mantenere una posizione su una gamba sola per qualche secondo in più.

Uno degli elementi più cruciali di qualsiasi regime di esercizi di successo è la motivazione. Ricorda i numerosi vantaggi dell'allenamento per l'equilibrio, come una minore possibilità di cadere, una migliore postura, più stabilità e sicurezza, anche quando la tua passione potrebbe scemare. Ogni allenamento che esegui è un passo verso uno stile di vita più sicuro e attivo e stai anche migliorando la tua salute e la qualità della vita.

Ritorna alle origini quando ti senti demotivato. Per riprendere la tua routine, inizia con esercizi più semplici e pensa ai vantaggi che hai già sperimentato. Immagina la libertà e la mobilità che derivano da un buon equilibrio e tieni presente che ogni sforzo, non importa quanto piccolo, contribuisce alla creazione di un futuro sano. Rimanere sulla buona strada può essere facilitato disponendo di un sistema di supporto, che potrebbe includere amici, familiari o una comunità online.

L'allenamento dell'equilibrio ha diversi vantaggi oltre alla semplice riduzione del rischio di cadute. Concentrandoti sul miglioramento del tuo equilibrio, stai investendo in numerosi vantaggi per la salute a lungo termine. Una vita più attiva e piacevole è il risultato di una migliore circolazione, di una maggiore forza, di una migliore coordinazione e di una maggiore consapevolezza fisiologica.

Anche altri componenti del fitness come la flessibilità e la resistenza vengono migliorati dall'allenamento dell'equilibrio, che rende più facile muoversi in una serie di contesti. Svilupperai le abilità e la forza d'animo necessarie per goderti veramente le avventure della vita con ogni sessione di pratica. Il modo in cui gestisci le attività quotidiane, i viaggi, gli hobby e le relazioni con i tuoi cari può essere notevolmente migliorato nel tempo da questi esercizi.

Sappi che hai le risorse, le conoscenze e il supporto di cui hai bisogno per continuare a migliorare nel bilanciamento negli anni a venire quando finirai questo libro. Hai acquisito una serie di abilità che puoi applicare in circostanze normali e modificare man mano che invecchi. La speciale capacità dell'allenamento dell'equilibrio di adattarsi alle tue esigenze in evoluzione ti aiuterà a preservare la tua stabilità, sicurezza e indipendenza per molti anni a venire.

Tieni presente che non c'è fretta o scadenza perché questo è il tuo viaggio. Procedi a un ritmo che ti dà forza e ti fa sentire a tuo agio. Ti stai avvicinando ad essere una versione di te stesso più forte e più resistente ogni giorno che pratichi. Festeggia i tuoi progressi lungo il percorso e abbi fiducia nella capacità del tuo corpo di cambiare ed evolversi.